2022

FIP慢性呼吸道疾病
药师手册

国际药学联合会（FIP）　**著**

魏　理　赵志刚　卞晓岚　喻鹏久　**主译**

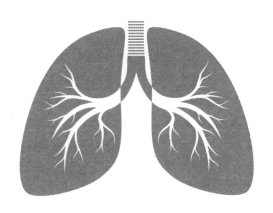

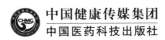

中国健康传媒集团
中国医药科技出版社

图书在版编目（CIP）数据

FIP 慢性呼吸道疾病药师手册 / 魏理等主译 . —北京：中国医药科技出版社，2025.1

ISBN 978-7-5214-4624-1

Ⅰ . ① F… Ⅱ . ①魏… Ⅲ . ①慢性病 – 呼吸系统疾病 – 用药法 – 手册 Ⅳ . ① R56-62

中国国家版本馆 CIP 数据核字（2024）第 097974 号

北京市版权局著作权合同登记 图字 01-2024-4362 号

美术编辑　陈君杞
版式设计　友全图文

出版　**中国健康传媒集团** | 中国医药科技出版社
地址　北京市海淀区文慧园北路甲 22 号
邮编　100082
电话　发行：010-62227427　邮购：010-62236938
网址　www.cmstp.com
规格　880×1230 mm $1/_{32}$
印张　$6 5/_8$
字数　180 千字
版次　2025 年 1 月第 1 版
印次　2025 年 1 月第 1 次印刷
印刷　河北环京美印刷有限公司
经销　全国各地新华书店
书号　ISBN 978-7-5214-4624-1
定价　48.00 元

获取新书信息、投稿、为图书纠错，请扫码联系我们。

原著编委会

Dr Inês Nunes da Cunha, FIP Practice Development and Transformation Projects Manager

Dr Elizabeth Autry, Associate professor, University of Kentucky, Kentucky Children's Hospital Lexington,Kentucky, USA.

Karima Bennara, FIP intern, Department of Pharmacy, Faculty of Medical Sciences, University of Batna, Algeria

Dr Job F.M. van Boven, Assistant professor, University Medical Centre Groningen, The Netherlands

Armahni Fearn, FIP intern, University of Health Sciences and Pharmacy in St. Louis, US

Dr Victoria Garcia-Cardenas, University of Technology Sydney, Australia

Amberika Kahlon, FIP intern, University of Health Sciences and Pharmacy in St. Louis, US

Francesc Moranta, International Primary Care Respiratory Group and Spanish Society of Clinical, Family and Community Pharmacy, Spain

Dr Richard Nduva Sammy, FIP intern, Pharmacist, Kenya

Ema Paulino, President, National Association of Pharmacies; and International Primary Care Respiratory Group, Portugal

Siân Williams, CEO, International Primary Care Respiratory Group, UK

Lum Zheng Kang, FIP intern, Pharmacist, Director, Collabring Research Pte Ltd, Singapore

译者编委会

主译 魏　理（广州医科大学附属第一医院）

赵志刚（首都医科大学附属北京天坛医院）

卞晓岚（上海交通大学医学院附属瑞金医院）

喻鹏久（广州医科大学附属第一医院）

审校 陈征宇（国际药学联合会院士，中国区总代表）

郑志华（广东省药学会）

译者 李亦蕾（南方医科大学南方医院）

季　波（南部战区总医院）

张　庆（南方医科大学南方医院）

曾英彤（广东省人民医院）

王天元（贵州省安顺市人民医院）

刘文曲（贵州省安顺市人民医院）

万利梅（广东药科大学附属第一医院）

温炳钦（广州医科大学附属第一医院）

徐惠茵（广州医科大学附属第一医院）

叶建铿（东莞市妇幼保健院）

吴耀洲（广州医科附属第一医院）

刘紫萱（广州医科大学附属第一医院）

序言

作者：国际初级保健呼吸组主席和首席执行官

联合国的可持续发展目标中优先考虑全民健康覆盖（UHC），并承诺减少非传染性疾病（NCDs）和传染性疾病的影响。本手册提出了将慢性呼吸道疾病（CRDs）的治疗纳入UHC的一部分，并展示了药师在实现这一目标中的重要作用，是实现这些目标的重要助力。

尽管呼吸系统疾病在全球范围造成了很大的危害，但在非传染性疾病的讨论和倡议中常常未被提及，烟草、空气污染、职业性接触、贫困、结核、肺部感染以及家族史都会使人的呼吸功能和生活能力下降，降低生活质量。呼吸的健康可使患者充满希望和乐观。正确使用治疗哮喘的吸入药物是安全有效的。开展一系列有效且具有成本效益的干预措施来支持慢性阻塞性肺疾病（COPD）患者的治疗，包括治疗烟草依赖。如果为药师提供相关的培训和教育，提高其服务能力并使其在呼吸疾病管理过程中获得常规的劳务报酬，同时能够受到临床同行、患者和公众尊重，药师将在CRDs的管理中发挥重要作用。

在许多国家，公众与医疗保健唯一互动的对象是药师。在这一环节开展拯救生命的干预措施，如管理CRDs的急性发作和治疗烟草依赖，这种高质量互动是符合所有人利益的。因此，国际初级保健呼吸组（IPCRG）很高兴能与FIP合作编写本手册，并分享我们开放的资源和工具，这对药师很有帮助。二十年来，我们一直与初级保健团队合作，促进多学科协作来优化CRDs的管理，包括通过共同决策来进行药物管理。有很多例子可以说明药师在改善呼吸道护理方面可以实现的变革性工作。这些例子包括：提供关于如何呼吸和为什么会呼吸困难的知识教育；识别和帮助那些滥用吸入药物或依从性差的人，包括指导吸入装置使用技术；对过度依赖药物的哮喘患者发起行为改变，包括短效β-受体激动剂；为有流感、肺炎或COVID-19风险的CRDs患者接种疫苗；利用一切机会鼓励有COPD风险的人戒烟。在疾病控制效果最好的地方，政策、组织和个人层面都认识到了药师作为呼吸道护理团队中的一员所能带来的价值。相比之下，在疾病控制效果较差的地方，药师可能会在医疗系统中独立工作，并经常被排除在教育和改进措施之外。

我们敦促药师思考如何改善社区人员的呼吸健康，并鼓励药师的参与，以便我们都能生活在一个普遍获得正确护理、每个人都能获得良好呼吸和感觉的世界。

IPCRG首席执行官西昂
威廉和总裁埃·明·卡寇
www.ipcrg.org

序言

慢性呼吸道疾病是影响呼吸道和肺部的长期疾病，可引起呼吸道的各种症状[1]。哮喘和慢性阻塞性肺疾病是两种常见的慢性呼吸道疾病，影响到全世界数以亿计的人[2]。全球疾病负担研究估计，2019年全球有2.62亿人患有哮喘，造成46.1万人死亡[3-4]。一项系统研究估计，2019年全世界有3.919亿人患有慢性阻塞性肺疾病[5]，是全世界第三大死亡原因[6]。2019年死亡人数达到320万[3]。而80%以上的死亡发生在中低收入国家[7]。

哮喘和慢性阻塞性肺疾病主要由患者接触的危险因素引起，包括烟草烟雾、职业性接触有害物、室内外空气污染、过敏原、不健康饮食、运动不足、压力和呼吸道感染等[8-9]。

考虑到慢性呼吸道疾病（CRDs）的普遍性，以及对患者和医疗卫生系统造成的经济负担，我们需要采取相应的行动。首先是预防这些疾病的发生，并防止已经确诊患者的病情恶化。减少CRDs负担的努力应该集中在改善疾病管理上，特别是获取更多的医疗服务，以及坚持基于临床证据的治疗和干预方案。药师开展以药学为基础，以人为本的护理工作，包括治疗药物管理，优化药品的有效性和安全性，教育患者了解和预防呼吸道疾病的诱因以及减少病情恶化的方法，促进患者健康生活。

FIP已经完成了CRDs领域的三个方面工作，包括：①药师对非传染性疾病的贡献：哮喘和慢阻肺病（2020年1月15日）；②提供哮喘正确护理：社区药师（2021年7月5日）；③提供哮喘的正确护理：医院药师（2021年7月15日），后两项是与IPCRG合作完成的。FIP还提供了空气污染对健康影响方面的知识，包括四个方面：空气污染对呼吸系统健康和COVID-19脆弱性的影响，社区药师可以来帮助（2020年9月14日）；室外和室内空气污染对健康的短期和长期影响（2021年6月15日）；社区药房的作用、服务和工具，以尽量减少空气污染对健康的影响（2021年8月12日）；以及利用药师尽量减少空气污染对健康的影响：政策障碍和驱动因素（2021年9月7日）。由于CRDs在全球的流行和带来的负担，必须扩大和巩固药师在这一领域的作用，包括FIP在内的专业组织应支持从业人员采用并为CRDs患者提供服务。

在FIP关于非传染性疾病的工作框架内，特别是作为2021年启动的FIP非传染性疾病实践转型计划的一部分，FIP与国际专家组、IPCRG和欧洲临床药学学会（ESCP）合作，编写了这本药师手册及其配套资料，介绍了药师在CRDs领域所需的知识和技能。包括：识别CRDs患者、预防风险因素、识别CRDs症状、帮助患者降低风险因素（如：戒烟服务）；对患者及其照顾者进行疾病教育，指导如何保持鼻腔和呼吸道卫生，教育患者正确使用吸入装置，促进患者坚持治疗；并在哮喘或COPD患者如何安全有效地使用药物方面提供帮助，特别是那些在使用时需要医护人员密切监控的药物。

此外，药师在哮喘管理模式转变中发挥着关键作用，如从过度依赖和过度使用短效β_2受体激动剂转变为注重炎症和预防病情恶化管理，即在哮喘中使用吸入皮质激素，在COPD中适当使用支气管舒张剂。

因此，药师在医疗保健系统中，提供以人为本的医药服务，有助于确保患者健康地生活和促进患者福祉的作用非常关键，最终促进CRDs患者更有效、合理和经济地使用药物。

总之，药师可通过利用在不同实践环境中获得的独特技能，来改善哮喘或慢阻肺病患者的治疗，从而为CRDs的预防、护理和管理作出贡献，包括：健康促进和教育、早期检测、分诊和转诊、疾病管理、治疗优化、帮助制定公共政策、跨专业的合作实践和研究等。

全球防治CRDs联盟（GARD）的愿景是"一个所有人都能自由

呼吸的世界"。GARD特别关注中低收入国家CRDs患者的需求。这也是FIP非传染性疾病实践转型计划的目的，也是本手册出版的目的。该计划旨在为FIP成员组织提供工具和战略支持，以创新和实施能够在非传染性疾病的预防、筛查、管理和治疗优化方面产生持续积极影响的药学服务，从而改善健康结果和卫生系统的效率和可持续性。虽然该项目特别关注低收入和中等收入国家，但也鼓励所有收入水平的国家开展。

本手册中介绍了世界各地药师以证据为基础的干预措施，可以为CRDs患者带来积极的健康和经济成果的众多实例。FIP期待着与世界各地的成员组织和个体药师一起努力，优化和（或）扩大药师在CRDs方面的执业范围，以更好地服务于患者和卫生系统，改善社区的呼吸健康状况。

感谢各位作者和来自世界各地的众多专家对本书的审查和贡献。感谢IPCRG的宝贵支持和合作，不仅为本书做出了直接贡献，并友好地授权FIP纳入其开发和验证的一些工具，还通过参加专家咨询小组正式支持这一计划。感谢ESCP在审查本书时给予的支持和合作。FIP衷心感谢各方对药师在慢性呼吸系统疾病中所发挥重要作用的认可。

多米尼克·乔丹
FIP 主席

保罗·辛克莱
前任 FIP 医药实践委员会主席

达拉·康诺利
FIP 医药实践委员会主席

致谢

FIP感谢作者和审稿人对本书的贡献。

FIP和作者感谢那些为本书做出贡献的人和所有咨询小组成员，每个人的名字列在下面，他们对本书提出了宝贵的意见和建议。

法蒂玛·艾瑞斯，阿曼健康科学学院和欧洲临床药学协会，阿曼

格兰妮·迪安科纳，伦敦盖伊和圣托马斯医院基金会信托的顾问药师，英国

达拉塞尔·阿特尔·扎德，国际初级保健呼吸组，英国

伊丽莎白·奥特利，肯塔基大学肯塔基儿童医院列克星敦分校副教授，美国

阿斯玛·本·布拉昂，国际初级保健呼吸组，肺病学和过敏学促进会，突尼斯

乔·福特·瓦恩博文博士，荷兰格罗宁根大学医学中心助理教授

维多利亚·格雷恩亚·卡德纳斯博士，悉尼科技大学，澳大利亚

弗朗西塞·莫兰特，国际初级保健呼吸组和西班牙临床、家庭和社区药学协会，西班牙

安娜·墨菲博士，莱斯特大学医院呼吸科药师顾问，英国

撒迦利亚·那扎尔教授，卡塔尔大学药学院临床药学与实践系助理教授，欧洲临床药学学会，卡塔尔

蒂芙尼·尼亚卢圭，FIP实习生，圣路易斯健康科学和药学大学，美国

艾玛·保利诺，葡萄牙全国药店协会主席，国际初级保健呼吸组，葡萄牙

黛比·里格比博士，澳大利亚布里斯班昆士兰科技大学临床副教授

西昂·威廉，英国国际初级保健呼吸组的首席执行官

本书的内容是由作者和编辑独立完成的。

FIP感谢国际初级保健呼吸组和欧洲临床药学学会专家对本书的贡献。

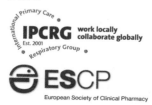

序言

慢性呼吸道疾病（Chronic Respiratory Diseases，CRDs）患病人群基数非常大，近年来还有较高的新发群体，给医疗系统和社会均造成了巨大的健康和经济负担。本文旨在为药师提供CRDs药物治疗学较为系统的相关知识，提升CRDs中常见药物的规范化使用及综合管理，惠及到更多患者。

药师在CRDs的诊疗和管理中可以起到非常重要的作用，包括参与识别评估CRDs症状，开展用药指导，推荐最合适的治疗方法等。CRDs是庞大的慢性病人群，药师可融入综合管理多学科的合作团队，与医护相辅相成，提高服务质量。

本文涵盖了CRDs中哮喘、慢性阻塞性肺疾病等常见的疾病类型，整体阐述了临床表现、预防和治疗，再到临终关怀等各个方面，对药师如何参与CRDs的诊疗及综合管理提供了宝贵意见，具有非常好的学习和参考价值。

2023 年 10 月

目 录

摘要

慢性呼吸道疾病（chronic respiratory diseases，CRDs）给个人、医疗系统和整个社会造成巨大的健康和经济负担。哮喘和慢性阻塞性肺疾病（chronic obstructive pulmonary disease，COPD）是两种常见的慢性呼吸道疾病，其全球患病率多年来一直在上升。虽然哮喘和慢性阻塞性肺疾病在高收入国家的患病率略高，但在中低收入国家，因哮喘和慢性阻塞性肺疾病而导致的死亡率却显著增加。随着医疗服务模式向以人为本的服务模式转变，即以优化患者治疗和健康为目的，药师能很好地在多学科合作服务模式中发挥独特和互补的作用药师，以管理CRDs。

以人为本的服务是指以患者作为服务过程中的关键利益相关者，强调患者与其医疗团队之间的共同决策。国际药学联合会（FIP）发展目标15侧重于以人为本的服务，旨在通过跨专业合作战略和以人为本提供专业服务，协助非传染性疾病（NCDs）和长期疾病（LTCs）（包括CRDs）的预防、筛查、临床管理和治疗优化工作。国际初级保健呼吸组（IPCRG）概述了八项以患者为中心的优质哮喘服务患者声明。此外，IPCRG还建议使用SIMPLES工具来治疗难治性哮喘。药师可以在这些声明和工具的指导下，制定和实施高质量的药物服务，与其他医护人员合作管理CRDs。

药师一直致力于识别和评估症状，协助患者的鉴别诊断，推荐最合适的治疗方法（非处方药）来控制症状，审查药物处方，识别患者不健康的生活方式并提供生活方式咨询，帮助患者规避风险因素接触（如戒烟服务），教育患者及其照护人员了解相关的疾病知识、保持鼻腔和呼吸道卫生、正确使用吸入装置等，并鼓励患者坚持治疗。总之，药师参与了疾病管理、药物治疗和非药物干预。

上述工作内涵是药师融入CRDs综合管理多学科合作团队的充

分理由。哮喘和慢性阻塞性肺疾病等CRDs的管理是复杂多变的，需要药师与其他医护人员合作，确保沟通有效，以优化CRDs患者的健康和治疗效果。研究表明，在哮喘和慢性阻塞性肺疾病的管理中，药师参与的合作服务模式已取得了令人鼓舞的成果，但药师仍然需要继续参与相关研究，以改善和提高服务质量。

药师在CRDs管理中除强调以人为本服务外，还应注意道德方面，例如尊重和保护患者的数据隐私，做好保密性工作。药师在制订服务计划和目标时，应尊重患者患者的价值观、信仰和偏好。药师应当需有能力与患者建立良好的关系和信任度，根据患者的生活方式制定服务计划。

药师参与CRDs管理的机会有很多，从药物管理到提高整体健康水平的合作服务都可以涉及。然而，将药师成功整合到协作服务团队需要一定的努力，应深入分析促进或阻碍药师主导/药师参与患者服务的相关因素。通过不断的研究来克服实施过程中的障碍，宣传药师的作用并进行有组织的技能培训，这样可以提高药师与其他医护人员合作，提供有效、高效和优质的药学服务，以解决CRDs日益增长带来的全球健康问题和经济负担。

1 简介

1.1 慢性呼吸道疾病的定义和特点：哮喘和慢性阻塞性肺疾病

慢性呼吸道疾病（CRDs）是影响呼吸道和肺部的一种长病程疾病，能够引起呼吸道的各种症状。哮喘和慢性阻塞性肺疾病（COPD）是两种常见的慢性呼吸道疾病，影响了全世界数亿人[2]。尽管哮喘和COPD的病理生理学不同，但其主要的临床表现是相似的（咳嗽、喘息和呼吸困难）。

根据全球哮喘倡议（GINA），哮喘被描述为"一种异质性疾病，通常以慢性气道炎症为特征。该疾病的定义是有呼吸道症状的病史，如喘息、气短、胸闷和咳嗽，这些症状随时间和强度的变化而变化，同时伴有不同程度的可变的气流受限。"[8]。哮喘常在气道炎症、平滑肌收缩、上皮细胞脱落、黏液分泌过多、支气管高反应性和黏膜水肿的情况下发生[8]。常见哮喘诱因包括接触过敏原（如花粉、霉菌、羽毛和动物毛发、尘螨和蟑螂、食物过敏原）、气道刺激物（如温度变化、空气污染、有害化学物质、烟雾）、呼吸道感染、压力、运动和一些药物（如β-受体阻滞剂、阿司匹林和其他非甾体抗炎药），可导致气道炎症和支气管收缩[8,10]。

根据症状的严重程度和肺功能检查结果，哮喘可分为四级：间歇状态、轻度持续、中度持续和重度持续。哮喘的严重程度并非一成不变，患者的疾病情况可能会随着时间的推移而改变。此外，哮喘患者可根据引起哮喘加重的诱因进行分类，如过敏性（免疫球蛋白E介导）、非过敏性（常由呼吸道感染诱发或无明显原因）、职业性、阿司匹林加重的呼吸道疾病、运动引起的支气管收缩和咳嗽变异性哮喘[8,11]。

慢性阻塞性肺疾病全球倡议（GOLD）将COPD描述为"一种常见的、可预防和可治疗的疾病，其特点是持续的呼吸道症状和气流受限，其原因是气道和（或）肺泡异常，通常由接触大量有害颗粒或气体引起，且受宿主因素影响，如肺部发育异常"[9]。COPD患者最常见的症状是慢性和进行性的呼吸困难、咳嗽和咳痰[9]。

COPD病程随着时间的推移逐渐发展，主要由危险因素的相互作用而造成。据报道，接触烟草、职业性有害物质（如灰尘、烟雾或化学品）、室内空气污染（包括来自生物质燃烧）和环境空气污染是导致COPD发展的主要危险因素[5]。其他因素包括遗传性α-1-抗胰蛋白酶缺乏症（一种可在患者年轻时引起COPD的遗传病）、年龄和性别、在子宫内发生的不良事件和影响肺部生长和发育的早产、较低的社会经济地位、哮喘和气道高反应性、慢性支气管炎和儿童时期严重的呼吸道感染史[7,9]。

COPD是一种可预防和可治疗的异质性疾病，有多种临床表现。将COPD分为不同表型，可以针对性指导治疗方法、疾病管理和改善预后[12]。COPD患者常见的表型有小气道疾病、肺气肿（实质组织破坏）、慢性支气管炎、α-1-抗胰蛋白酶缺乏症、频繁加重者（每年≥2次中度急性加重或≥1次重度急性加重的患者，主要由呼吸道病毒和细菌引发）[13]、哮喘-COPD重叠、嗜酸性粒细胞与非嗜酸性粒细胞的表型以及肺部以外的表型（合并症）[2,12]。

COPD患者往往还患有其他慢性疾病，如心血管疾病、骨质疏松症、肌肉骨骼疾病、肺癌、焦虑和抑郁症、认知障碍、代谢综合征和糖尿病、胃肠道疾病、支气管舒张、肺纤维化和阻塞性睡眠呼吸暂停。合并症对COPD的患病率和死亡率有重大影响，并对医疗系统造成巨大的经济负担[14]。根据不同疾病的治疗指南对合并症进行管理对于减缓COPD的疾病发展至关重要[7,9,15]。

尽管哮喘和COPD呈现出不同机制导致的气道炎症和气道阻塞的特征和症状，但一些具有持续气流受限的患者也可能同时具有哮喘和COPD的几个疾病特征，呈现出哮喘–COPD的重叠[8,16]。认识到症状的重叠性，与其将患者贴上哮喘、COPD或重叠诊断的标签，不如提出一种以可治疗特征作为替代性的描述方法，例如单独针对的特定患者特征（见第8.5）[17]。

慢性呼吸道疾病的治疗因病情和症状的严重程度而有所不同，重点是对疾病的炎症进行适当管理的同时也要对气道进行舒张以改善呼吸功能。哮喘和COPD的治疗需要一个长期和系统的管理方法[2]。避免接触诱因是控制这些慢性呼吸系统疾病的根本。

1.2 哮喘和慢性阻塞性肺疾病的患病率和影响

哮喘是一个全球性的公共卫生问题，影响到世界人口的1%~18%[8]。哮喘的患病率在不同的国家有很大的差异，一些国家的患病率非常高，如澳大利亚（21.5%）、瑞典（20.2%）、英国（18.2%）、荷兰（15.3%）和巴西（13.0%），而一些非洲国家（如布基纳法索为2.3%）和亚洲国家（如越南为1.0%，中国为1.4%）的患病率则低得多[18-20]。高收入国家（HICs）的哮喘患病率似乎更高，这可能与环境条件、城市化和西化的生活方式有关，因为那些国家有更多的风险因素[19-20]，也有更好的诊断手段与机会。在中低收入国家（LMICs），由于缺乏肺功能检测工具和相关医生，以及就医时会被优先考虑为传染性疾病（如结核病），可能导致哮喘存在严重诊断不足。

由健康指标和评估研究所牵头的最新全球疾病负担研究估计，2019年全球有2.62亿人患有哮喘病，这种疾病造成46.1万人死亡[3-4]。哮喘的患病率和影响不断增加，特别是在城市地区[21-23]。据估计，到2025年，全世界将有约4亿人患有哮喘[19,21]。

哮喘是儿童时期最常见的慢性疾病，其患病率在许多国家都在增加[4,24,25]。母亲肥胖和孕期体重增加、母亲孕期吸烟、剖宫产、孕期使用某些药物（如对乙酰氨基酚和抗生素）、母亲维生素D缺乏以及儿童所处的社会环境都是可能增加儿童哮喘风险的因素[8]。

哮喘在直接、间接和无形成本方面给全球带来了巨大的健康经济负担[4,19,25]。住院和药物治疗是直接成本的主要驱动因素。较高的间接成本包括与工作和学校有关的损失以及早期死亡[19]。无形成本与不可估量的损失有关，如生活质量的下降、疼痛或痛苦的增加、身体活动受限和工作的变动[4,19]。全球的哮喘治疗成本在各国之间有很大的差异。例如，每年的直接成本从阿拉伯联合酋长国的每位患者少于150美元到美国的每位患者超过3000美元不等[19,25]。特别是在中低收入国家，患者的间接负担是相当大的，正如FRESH AIR项目所显示的研究结论：尽管在资源匮乏的环境下，患者因慢性肺部疾病（哮喘、COPD或哮喘–COPD重叠）而错过的工作时间相当有限，但因疾病带来的生产力降低以及活动障碍的影响是非常大的[26]。

在世界范围内，哮喘治疗成本不断增加与合并症、年龄和哮喘的严重程度密切相关。根据全球哮喘网络发布的《2018年全球哮喘报告》，减轻哮喘经济负担的努力应侧重于提高患者对哮喘影响及其风险因素的认识，采取行动以预防诱发因素，以及更好地管理疾病，特别是增加医疗服务的获取途径，提高对循证疗法的依从性[20,25]。《2018年全球哮喘报告》还指出，"制定及实施国家和地区哮喘战略可以改善医疗保健提供者的循证疾病管理和患者药物使用"[25]。在资源匮乏环境中的医护人员、政策制定者和患者尤其需要制定国家和地区的战略[26]。

COPD的患病率数据差异较大，曾经估计不到6%的人口被诊断为COPD。阻塞性肺部疾病负担（BOLD）研究计划中用标准化方法改善了对COPD的估算。显示慢性阻塞性肺疾病流行率为10.1%，在从不吸烟的人群中流行率为3%~11%[9]。根据BOLD和其他流行病学研究，估计2010年全世界有3.84亿人患有COPD。而最近根据GOLD定义进行的一项系统综述估计，2019年全球COPD的患病率为10.3%，在30～79岁的人群中占约3.919亿人。尽管COPD在高收入国家的流行率略高，但大多数病例发生在中低收入国家［3.155亿（2.467～3.996）80.5%］[5]。COPD是全世界第三大死因[6]，2019年的死亡人数约为320万[3]。超过80%的死亡发生在中低收入国家[7]。随着吸烟的增加和人口老龄化，预计未来40年COPD的患病率将上升，到2060年，每年可能有超过540万人死亡[9]。COPD的患病率通常与吸烟率直接相关，也与暴露于室外、职业和室内空气污染有关。根据GOLD，吸烟者和戒烟者的COPD患病率明显高于不吸烟者，40岁以上的患者高于40岁以下的患者，男性高于女性[9]。

COPD的经济负担是巨大的，并将随着人口老龄化继续增长[2]。在欧盟，COPD的直接成本占总医疗成本的6%（每年386亿欧元），占治疗呼吸系统疾病总成本的56%[27]。在美国，由COPD引起的医疗费用预计在未来20年内每年将超过8,009亿美元[9]。

1.3 药师在CRDs管理中的整合：当前和未来

为减轻慢性呼吸道疾病的全球负担，我们成立了全球防治慢性呼吸道疾病联盟（GARD），这是一个由国家和国际组织、医学和科学协会、机构和机关组成的联盟，由世界卫生组织（WHO）通过提供技术领导和秘书处支持，确定了以下四个战略目标。

1. **倡导**　在全球和国家层面提高对CRDs重要性的认识，并倡导将此类疾病的预防和控制纳入所有政府部门的政策中。

2. **伙伴关系**　促进伙伴关系，以预防和控制CRDs。

3. **国家预防和控制计划**　支持WHO协助各国建立和加强国家

政策和计划,运用WHO认可的方式和方法预防和控制CRDs。

4.监测 支持WHO监测CRDs及其决定因素,并评估地区、国家和全球的进展[28]。

GARD的愿景是"一个所有人都能自由呼吸的世界",其中特别关注中低收入国家CRDs患者的需求[1]。在此基础上,考虑到药师是医疗团队的重要组成部分,药师在减轻CRDs负担方面具有巨大潜力。

因药师的知识、教育、提供以人为本的服务的能力和水平较高,他们在CRDs的预防、筛查、转诊、管理和治疗优化以及患者教育方面能够发挥着重要作用,有助于减轻疾病负担和改善患者的治疗效果[29-30]。鉴于他们的易接触性,社区药师可作为提供这些服务的理想人选,与医疗团队其他成员合作。

药师提供的哮喘服务计划已被证明可以改善哮喘控制[31-32]。协同干预可以大大改善哮喘控制不佳患者的症状,提高相关的生活质量[33]。

COPD干预措施的四个类别是初级预防、早期发现、治疗管理和长期健康管理[34]。

改善吸入技术、坚持用药和戒烟是药师在患者教育方面发挥重要作用的一些例子[34]。一项以药师为主导的COPD干预的随机对照试验证实了药师可以改善用药依从性,提高患者的生活质量,延缓疾病进展,并减少因急性加重带来的医疗资源消耗[35]。

IPCRG的哮喘正确护理策略就初级护理中的优质哮喘管理达成了八项以患者为中心的声明。表1显示了IPCRG认为哮喘患者应该得到什么。而药师可以在声明2、4、5、6和7中发挥作用。

表1 IPCRG的八个以人为本的声明:哮喘患者应该得到什么

类别	声明
诊断	1.由初级保健团队对患者的哮喘进行及时、准确和正式/客观的诊断(IPCRG已经通过哮喘诊断拼图项目解决了这个问题)

续表

类别	声明
管理	2．根据其疾病严重程度的最佳实践建议，接受充分的哮喘吸入治疗（IPCRG目前正在通过"哮喘正确护理"项目开展这项工作——解决过度依赖短效 β_2 受体激动剂以及吸入性糖皮质激素使用不足的问题） 3．参与哮喘治疗方案的制定，包括选择不同的吸入装置 4．接受适当的吸入装置技术培训，并同意与其医护人员共享哮喘行动计划 5．如果有烟草依赖，接受咨询和治疗，每年接种一次流感疫苗和COVID-19疫苗
回访	6．在可接受的时间间隔进行随访，以管理其哮喘，其中必须包括对哮喘控制现状、健康状况和未来风险进行综合评估 7．难治性哮喘患者由其初级保健团队综合化评估，以便在患者被转到二级保健机构之前发现任何可解决的问题（SIMPLES工具，见表2。可用于识别"难治性哮喘"患者）
病情恶化	8．当患者的症状无法自我管理或哮喘无法在初级保健中得到管理时，可以方便及时地联系或转诊到精通哮喘管理的初级或二级医疗保健专业人员

经IPCRG的许可，在此转载。优质的哮喘管理是什么样子？八个以人为本的声明。国际初级保健呼吸科小组，2022年

具体来说，药师可以采用IPCRG建议的SIMPLES工具来评估难治性哮喘患者。SIMPLES工具代表了评估哮喘控制情况时需要检查的因素（表2）。

表2　IPCRG用于评估难治性哮喘的SIMPLES工具

SIMPLES	描述
吸烟	检查目前的吸烟状况：对于吸烟者，询问目前的吸烟习惯，并鼓励戒烟；非吸烟者，询问接触二手烟草烟雾的情况
吸入技术	检查吸入装置的正确使用（即正确的吸入装置操作技术）并评估吸入装置的选择
监测	通过评估症状和活动受限来监测哮喘控制
药物治疗	评估用药的依从性、与药物有关的问题以及患者对药物的理解
生活方式	评估任何加重和触发哮喘的因素
教育	检查患者对哮喘及其相关治疗的理解
支持	在患者的哮喘管理中得到来自家庭成员的支持，并协助家庭成员帮助患者进行自我管理

经IPCRG的许可转载。

总而言之，通过提供以人为本的服务，药师在与社区基础医疗服务包括全科医生、初级护理护士、康复团队和医院呼吸团队的合作中都发挥着关键的作用，协助确保患者生活与呼吸系统的健康，同时还能促进哮喘或COPD患者更加有效、合理和经济地使用药物。

2 CRDs 的临床表现

2.1 CRDs 的特点：哮喘与 COPD 的对比

哮喘是一种可变的慢性气道炎症性疾病，可导致支气管收缩，这使其诊断和管理存在挑战。患者存在轻微的呼吸困难，气流受限可自行缓解或在药物治疗的作用下缓解，有时可能会持续数周或数月[36-37]。然而，患者可能会经历哮喘的急性发作（恶化），这可能危及生命，并给患者和社区带来巨大的负担[8]。哮喘急性发作是造成发病甚至死亡的主要因素，不仅增加了医疗成本，还会造成部分患者肺功能的进行性损失[38]。图 1 中显示了正常气道、哮喘患者的气道和哮喘发作时的气道解剖结构。

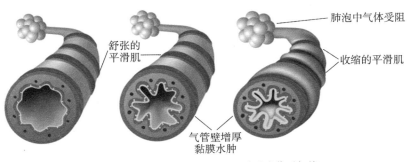

图 1　气道的解剖结构
哮喘的病理

药师作为医疗服务提供者，应关注潜在的哮喘诱因，包括吸烟、空气污染、病毒性呼吸道感染、环境过敏原（如花粉"季节"）和压力等（图 2）。这些都是可能导致疾病发展或哮喘发作的危险因素。药师了解哪些特征与哮喘发展和恶化的风险增加有关，对帮助患者弄清如何预防这些情况的发生是非常重要的。

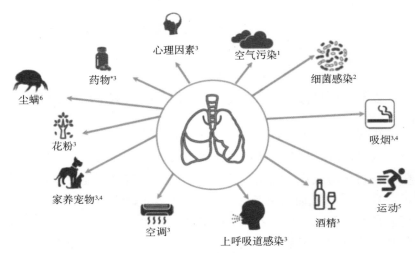

图2 哮喘的主要诱因

1. Esposito S, et al. BMC Pulm Med 2014;14:130; 2. Beigelman A, et al. Curr Opin Allergy Clin Immuno 2014; 14:137–142; 3. See K, et al. Singapore Med J2015 opub; 4. VemonM, et al. J Asthma 2012:49:991–998; 5. Global Initiative for Asthma. Global Strategy for Asthma Managment and Prevention, 2016.Available from:www.ginasthma.org; 6. Lim FL, ot all. PLoS One 2015;10:00124905.

图片经IPCRG的许可转载

COPD的特点是持续的呼吸道症状和由于气道或肺泡的异常引起的气流阻塞，这通常与接触烟草和空气污染有关[12]。COPD的炎症主要集中在外周气道和肺实质，纤维化和周围气道塌陷等过程是导致气道变窄、空气滞留、部分肺部被破坏和黏液阻塞气道的原因[7, 39]。

COPD可能会发生呼吸道症状急性恶化，通常被称为慢性阻塞性肺疾病急性加重期（AECOPD），是COPD对医疗系统造成总负担中占比最大的一部分[40]。AECOPD或COPD发作是症状恶化的事件，往往是由呼吸道感染引起的，会对患者造成极大的影响[7]。COPD发作是与气道炎症加重、黏液分泌过多和气体潴留有关的异质性疾病。这些疾病的特点是"短暂的呼吸困难、痰液脓性和痰量增加的症状，但也可能包括鼻塞/排痰、喘息、喉咙痛、咳嗽、发热、胸闷或不适、疲劳/体力减少、睡眠障碍或身体活动受限等轻微症状"[13]。

表3概述了哮喘和COPD之间的主要区别和相似之处。

表3 哮喘和COPD的主要特征比较

特征	哮喘	COPD
肺功能异常	可逆性气流受限或气道高反应性[41]	不可逆的慢性气道阻塞[12, 40]
年龄组	• 儿童时期的特异性（早发哮喘） • 成人发病哮喘的非特异性[42]	年龄≥40岁[9]
性别	• 在青春期之前，男性的哮喘比女性更常见[43] • 青春期后，许多研究表明，女性哮喘的患病率（10.4%）明显高于男性（6.2%）[44]	• COPD在男性（11.8%）中的患病率高于女性（8.5%）[9] • 女性的COPD诊断一直被忽视，因为COPD被认为主要是一种男性的疾病。然而，由于许多国家吸烟或持续接触生物质燃料烟雾的人数增加，现在女性和男性的COPD患病率似乎更加相近[45]
原因和风险因素	个人因素 • 遗传学和家族史 • 性别 • 妊娠期（例如，母亲肥胖和孕期体重增加，母亲在孕期吸烟，孕期使用对乙酰氨基酚和抗生素等药物，孕妇维生素D缺乏，以及儿童所处的社会环境可能会增加儿童的哮喘风险） • 出生特征（例如，剖宫产、早产或低体重儿） • 婴儿时未接受过母乳喂养 • 过敏性疾病（例如，湿疹和鼻炎） 环境因素 • 城市化和生活方式因素 • 接触环境中的过敏原和刺激物（如室内外空气污染、屋内尘螨、霉菌，以及在职业上接触化学品、烟雾或灰尘） • 儿童和成人的肥胖 • 吸烟或接触二手烟 • 呼吸道病毒和细菌感染（由于黏膜和系统免疫防御功能受损，哮喘患者可能更容易受到病毒和细菌的呼吸道感染） • 饮食 • 暴露于压力之下 • 职业风险因素（例如工作环境）[8,36,38,46]	个人因素 • 吸烟或接触二手烟 • 职业性地接触粉尘、烟雾或化学品 • 儿童期的哮喘 • 儿童期严重的呼吸道感染，阻碍了肺部的最大限度的生长 • α1-抗胰蛋白酶缺乏症（COPD表型）可在年轻时引起COPD 环境因素 • 室内空气污染（例如，在中低收入国家生物质燃料和煤用于做饭和取暖，烟雾暴露水平高）[7,12]

续表

特征	哮喘	COPD
常见的诱因	因人而异，但可以包括以下内容[7,8,13] • 呼吸道病毒感染 • 运动 • 过敏原接触（如灰尘、草和树的花粉） • 天气的变化 • 大笑或压力 • 刺激物，如香水、汽车废气、烟雾等	触发的主要原因[7,13] • 呼吸道病毒和细菌 • 空气污染 • 环境温度
细胞内型/炎症和细胞机制	嗜酸性粒细胞炎症是哮喘气道的一个特征[47]	COPD的炎症以中性粒细胞为特征 尽管COPD的典型特征是中性粒细胞炎症，但嗜酸性粒细胞的内型并不罕见。25%~40%的COPD患者具有嗜酸性粒细胞亚型[48]

2.2 CRDs 的临床表型

2.2.1 哮喘的临床表型

哮喘是一种高度复杂的、多因素的、与免疫介导过程有关的炎症性疾病[37]。目前，哮喘被分为不同的表型，区分因素包括发病时的年龄[49]和其他特征（如人口统计学、临床和病理生理学）[8]。哮喘的一些最常见的表型见表4。

表4 哮喘的临床表型

临床表型	特征
过敏性哮喘（早发的特应性哮喘）	大多数哮喘患者是特应性的，气道存在过敏性炎症，从气管一直延伸到周围的气道。这是最容易识别的哮喘表型[8,50]
非过敏性哮喘	有10%~30%的患者患有与过敏无关的哮喘[8,51]
成人发病（迟发型）的哮喘，包括职业性哮喘	成人发病的哮喘（成年哮喘的发病率在中年女性中患病率达到高峰，其中吸烟的风险更高）是一种常见的表型，是医疗系统的主要负担的来源[49]
肥胖者的哮喘	肥胖或非嗜酸性哮喘：炎症不普遍，最常发生在超重的女性身上[47]

续表

临床表型	特征
咳嗽型哮喘	具有这种表型的患者通常不会留意喘息[44]
阿司匹林加重性呼吸系统疾病（AERD）	在这种类型的哮喘会被抑制环氧化酶1（参与降解白三烯的酶）的药物可使诱发发作或恶化。与其他类型的哮喘相比，AERD通常更严重，且更难控制[44]
运动引起的支气管收缩	有些患者会出现运动诱发支气管收缩，这种表型发生在运动后不久出现典型的哮喘症状，并持续一个小时[44]。运动诱导的支气管收缩可发生在无已知哮喘病史的人身上

2.2.2 COPD 的临床表型

COPD是由于长期暴露于有害气体和颗粒，再加上个人因素造成的。常见的COPD表型见表5。

表5 COPD 的临床表型

临床表型	特征
小气道病变	这种表型是COPD早期阶段的特征，可观察到总细支气管面积减少和小型传导气道数量的减少，然而，随着时间的推移，当疾病发展到更严重的COPD时，这种表型变得更加普遍[12]
α1-抗胰蛋白酶缺乏症	α1-抗胰蛋白酶是一种蛋白酶抑制剂，可保护肺组织免受中性粒细胞弹性蛋白酶的损害。这种缺陷可以是纯合子或杂合子，患病率分别为1%～4.5%和17.8%。年轻人、吸烟者和接触职业性危险因素的工人，如果有 α1-抗胰蛋白酶基因突变，患COPD的风险较高[12]
肺气肿	肺气肿指的是实质组织的破坏。这种类型发生在相当一部分吸烟者中[12]
慢性支气管炎	慢性支气管炎的特点是慢性咳嗽并带有呼吸道炎症产生的痰液。慢性支气管炎与呼吸困难加重、气道症状恶化频率增加、气道阻塞和气道壁增厚程度增加相关。还与心血管并发症和睡眠呼吸暂停有关[12]
哮喘–COPD重叠	哮喘–COPD重叠的特点是"有持续气流受限，并同时具备哮喘和COPD的部分特征。"[8,9,12]
频繁的急性加重	这种表型的特点是患者的呼吸道症状恶化，每年有两次或更多的急性加重，主要由呼吸道病毒和细菌引发[12]

续表

临床表型	特征
嗜酸性粒细胞与非嗜酸性粒细胞类型	嗜酸性粒细胞表型已被越来越多地认为是一种独特的COPD表型。尽管嗜酸性粒细胞计数是启动或降低吸入性糖皮质激素的生物标志物，但其在COPD病理生理学中的作用还不完全清楚[52]
肺外表现（合并症）	在这种类型中，患者合并对COPD有重大影响的其他合并症，大约三分之二的COPD患者死于这些合并症。医护人员可识别这些亚型患者并进行治疗性干预，从而显著影响患者的健康[12]

2.3　控制和严重程度的分类

2.3.1　哮喘控制的分类

哮喘的管理主要是控制哮喘的发作。控制的程度好坏是指在患者身上可以观察到哮喘症状，或通过治疗减少或消除哮喘症状的程度[8]。哮喘是由患者的遗传、疾病过程的特点、治疗、环境和社会心理因素之间的相互作用决定的。哮喘控制通过两个方面进行评估：症状控制和未来不良预后风险。症状控制不佳的患者更有可能出现病情发作[8]。

评估症状控制的依据是白天和夜间哮喘出现症状的频率、夜间醒来次数和活动限制程度，对于使用短效β₂-激动剂（SABA）缓解剂的患者，使用SABA的频率可用于评估症状控制效果。哮喘控制测试（ACT）、哮喘控制调查表（ACQ问卷）和其他工具可用于评估哮喘控制情况（见第4章）[8]。GINA症状控制工具可与ACT结合使用，以评估哮喘控制情况。GINA症状控制工具评估患者在近4周内出现的以下4种症状：①白天的哮喘症状（每周＞2次）；②哮喘导致的夜间惊醒；③使用SABA缓解剂（每周＞2次）；④哮喘导致的活动受限。

哮喘控制的分类描述见表6。

表6　成人哮喘控制的分类[8]

	控制良好	部分控制/控制不佳	未控制
哮喘控制测试（ACT）	≥20分	16～19分	≤15分
ACQ问卷	<0.75	0.75～1.5	>1.5
过去4周内的日间哮喘症状	无	1～2	3～4
过去4周内因哮喘而夜间惊醒			
过去4周内使用SABA作为缓解剂			
过去4周内因哮喘导致的活动受限			

2.3.2　哮喘严重程度的分类

根据GINA，哮喘严重程度的定义是基于"难以治疗"程度。这个定义是一种回顾性的评估，评估时间从控制症状或症状恶化治疗开始后至少2～3个月[8]。严重程度分类有助于指导治疗决策，分为间歇性、轻度持续性、中度持续性或严重持续性。哮喘的严重程度并非一成不变的，应在每次就诊时根据控制或缓解哮喘症状所需的治疗程度进行重新分级。哮喘的严重程度与疾病症状强度一致，哮喘严重程度的变化可能与不同的环境暴露、合并症或疾病的发展有关[44]。GINA指出，临床上哮喘严重程度的分级对于程度严重的哮喘患者来说是有用的，因为该分级能够识别哪些患者是相对难以治疗、需要使用大剂量ICS-LABA的，以及哪些患者是需要额外治疗的（如生物疗法）"[8]。哮喘严重程度的分级描述见表7。

表7   哮喘严重程度的分类

严重程度	间歇性	持续性		
	轻度	轻度	中度	重度
症状的主要特征（夜醒、活动限制和使用SABA作为缓解剂的使用频率）	症状＜1次/周或症状轻微	症状≥1次/周，但＜1次/日，夜间憋醒＞2次/月，但＜1次/周	每日有症状，夜间憋醒≥1次/周，活动受限≥1次/周 用小剂量吸入性糖皮质激素/长效β₂受体激动剂（ICS-LABA）控制	每日有症状，频繁夜间憋醒，日常活动受到限制 尽管用大剂量ICS-LABA进行了优化治疗，但仍未得到控制

2.3.3 COPD 严重程度的分类

对COPD严重程度主要依据气流受限的评估。应使用肺功能检测来确定气流受限的严重程度。GOLD建议在使用至少一种足够剂量的短效吸入性支气管舒张剂后进行肺功能检测，以尽量减少变异性[9]。

气流受限的严重程度可根据预测的FEV_1百分比分为轻度、中度、重度和极重度[5]。

（1）轻度 FEV_1≥80%预测值。

（2）中度   50%≤FEV_1＜80%预测值。

（3）重度   30%≤FEV_1＜50%预测值。

（4）极重度 FEV_1＜30%预测值。

气流受限应与症状评估结合起来，一些经过验证的工具，如COPD评估测试（CAT问卷）和COPD控制问卷（CCQ问卷），可以用来评估COPD症状。修改后的英国医学研究委员会问卷工具（mMRC问卷）可用于评估呼吸困难的症状。GOLD推荐的ABCD评级工具（修订版）可以根据气流受限和症状对COPD的严重程度进行分类。ABCD评级工具（修订版）可以在GOLD-2020 REPORT中获取（译者注：GOLD 2023将ABCD分级改为ABE评级）。

2.4　体征和症状

表8显示了与哮喘[8,36,53]和COPD[9,40]有关的最常见的呼吸道症状。哮喘症状是间歇性的，在一天或一周内可能出现几次，对一些人来说，在体力活动时、夜间或清晨时，症状会变得更严重[36]。

表8　哮喘和COPD的主要体征和症状

哮喘	COPD
• 喘息	• 呼吸困难
• 胸闷	• 咳嗽
• 咳嗽	• 多痰
• 呼吸急促	• 呼吸不畅或呼吸困难
• 可变的呼气流速限制	• 慢性咳嗽，经常有痰
	• 疲惫

3 预防和控制 CRDs

3.1 药师在改善呼吸健康方面的作用

社区药师是患者最容易接触到的医护人员，通常是社区服务接触的第一人。作为一线药物专家，药师在促进呼吸系统健康方面的作用通常涉及患者自我管理，包括使用非处方药和非药物干预措施，以及提高用药依从性[54]。药师为患者提供咨询和教育，旨在改善患者的呼吸系统健康，特别是解决与呼吸系统疾病及其预防有关的顾虑或问题、培训患者正确使用吸入装置和评估吸入技术以及疾病管理策略。

药师还可以提供哮喘/COPD症状加重的筛查服务，例如呼吸功能评估和症状控制问卷调查，根据需要将患者转诊给医生，并对患者进行跟踪随访[55]。对患者进行分流并将其转交给其他有能力处理特定情况的医护人员，这本身就是药师的一项重要职能。

药师提供的其他特定服务可包括哮喘发作的急救、花粉季节的规范管理指南、疫苗接种管理和戒烟服务。在一些国家，允许药师为某些呼吸系统疾病患者开具或更新药品处方[54]。

患者教育是CRDs管理的一个基本方面，有几项研究证实了药师主导的教育干预对呼吸系统健康的影响，改善哮喘/COPD的严重程度和疾病控制、生活质量和用药依从性，以及减少药物浪费、住院率和严重恶化的影响[32,35,56-60]。适当的教育可以减少病情恶化、降低发病率、加强疾病控制、提高呼吸道健康和患者的生活质量[61]。对慢性呼吸道疾病患者的教育应包括传授知识和技能和评估患者的掌握能力[61]。患者教育是为了患者能够实现最佳的自我管理和更好的用药依从性，增加疾病知识，识别症状，从而改善疾病控制[62]。在教育过程中，哮喘或COPD患者需要学习一些基本信息和技能[63]。

- 患者知晓自身患有一种慢性病，即使没有任何不适感也需要持续治疗。
- 了解炎症和支气管收缩之间的区别。
- 区分控制炎症的药物和缓解气道收缩的药物。
- 认识到疾病的症状。
- 正确使用吸入装置。
- 尽可能地识别和避免危险因素。
- 监测症状和呼气高峰流量（PEF）。
- 识别疾病急性加重的迹象和症状。
- 在患者疾病急性加重时采取行动，以防危险出现或病情加重。

IPCRG将这类信息汇编成COPD正确管理循环。这个工具有两面：A面有一个快速帮助选择处方的工具，而B面有助于协助患者咨询和进行动机访视，因此也可用来帮助药师与患者开展对话，了解患者需要哪些COPD的知识（图3）。

因此，患有CRDs的人需要了解以下内容。

- **身体**：自身的状况如何？
- **原因**：为什么会有这种病？（例如，接触烟草烟雾、室内和室外空气污染、过敏。）
- **时间线**：接下来会发生什么？
- **治愈或治疗**：我们能做什么？（例如，有哪些治疗方案，包括戒烟、接种疫苗、如何使用吸入装置、健康饮食、其他需要服用的药物、COPD的肺康复锻炼。）
- **结局**：患者的选择会如何影响未来状况？（例如，如果一个COPD患者什么都不做，最终可能会导致失能性呼吸困难，需要吸氧治疗。）

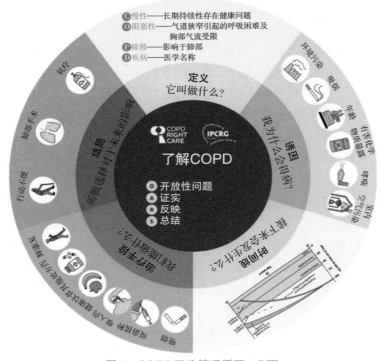

图3 COPD正确管理循环，B面
图片经IPCRG的许可转载

　　日常的社区药师还通过提供非药物干预措施来改善患者呼吸系统的健康，如使用生理盐水或生理性鼻腔喷雾剂和鼻腔清洗剂，以促进鼻腔卫生和维护鼻部的保护功能。然而，FIP关于减轻空气污染对健康的影响的全球调查结果显示，"关于把鼻腔卫生作为预防空气污染影响患者健康的方法重要性建议，还没有把鼻腔卫生作为促进呼吸系统健康的重要措施完全纳入社区药师的实践中"[54]。药师推荐的其他形式的非药物干预措施包括使用口罩、帮助减少呼吸道感染的传播、减少受空气中污染物颗粒的影响、使用漱口水和蒸汽吸入、喝温水、使用空气加湿器或空气净化器、遵守良好的环境卫生、避免接触过敏原以及增加休息[54]。

3.2　提倡健康的生活方式和预防风险因素

鉴于CRDs对患者和卫生系统造成的巨大负担，我们需要采取行动。首先是防止这些疾病的发生，如果已经发生，则需要防止其恶化。药学中以人为本的护理不仅仅局限在药品的使用，药师在促进患者健康和健康生活方面也有重要的作用。预防CRDs发展、促进健康的干预措施应被视为药师提供的护理中的一个重要组成部分。这些方面的努力尤其重要，因为许多CRDs病例或其急性加重是可以通过健康的生活方式和减少接触危险因素来预防的。

药师可以在促进呼吸道健康方面发挥重要作用，使患者了解呼吸道疾病的诱因，并提供避免和控制病情加重的方法。药师还可以通过为那些希望改变和维持健康生活方式的患者提供积极性咨询，特别是在戒烟方面。此外，还可以积极主动地鼓励患者采取预防措施，防止空气污染和职业风险因素，鼓励呼吸系统健康，改善饮食和适当增加体育活动以及减轻患者压力。

药师参与CRDs预防的内容可以从设计教育材料（如传单或视频）、提供有关健康生活方式的常规教育、在生活方式改变方面提供更全面和长期的建议，从而参与患者医疗计划和运动（如减轻空气污染对健康的影响）。药师的作用将取决于其在这方面的知识和技能，以及可用于与患者接触的经济和时间资源。

根据WHO，CRDs的初级预防旨在减少或避免个人和人群对常见风险因素的暴露，并且该预防应在怀孕和儿童时期开始。避免直接和间接接触烟草烟雾不仅对肺部的健康至关重要，还是其他非传染性疾病（心血管疾病、癌症和糖尿病）的预防手段。同时，其他风险因素，如营养不良、儿童时期频繁的急性呼吸道感染以及环境空气污染（室内、室外和职业）都应尽量减少[64]。

第三章总体上提供了预防患CRDs或通过促进健康的生活方式和预防危险因素来避免患者病情加重的建议。药师应考虑如何将这些建议纳入日常工作，以及如何就这些话题与患者沟通。为了向公众传播这一重要信息，可以采取几种不同的方法，包括海报、讲座、社交媒体活动和咨询期间的非正式谈话。如何开展一个成功的公共卫生运动的建议可以在世界卫生组织的"有效沟通参与者手册"中找到[65]。

3.2.1 戒烟

据报道，吸烟是非传染性疾病，特别是CRDs、心血管疾病、癌症和糖尿病的共同风险因素。在全世界范围内30岁及以上的成年人中，14%的非传染性疾病死亡可归因于烟草[66]。WHO《烟草控制框架公约》中关于治疗烟草使用和依赖的第14条，已被纳入为联合国可持续发展目标3[67-68]。吸烟是导致COPD的主要原因[69]。根据美国疾病控制和预防中心的数据，在美国，每10名COPD患者中有8名是因为吸烟引起的[70]。

胎儿期接触母亲吸烟、儿童期接触二手烟或在青少年时期吸烟，都会降低肺部的生长和功能，增加以后发生哮喘和COPD的风险。另外，暴露于二手烟可以引发儿童和成人的哮喘发作[69-70]。年幼时接触二手烟，也就是接触环境中的烟草，可导致呼吸道症状，如咳嗽和喘息。随着时间的推移，这些症状会导致哮喘的病程发展并损害肺功能。环境烟草暴露导致CRDs的风险在资源匮乏的环境中更为突出，因为在那些环境中的生活空间可能很拥挤，营养条件也很差[71]。因此，对出现症状的人进行早期筛查可以尽早启动药物治疗干预和预防措施，以减缓疾病的发展。

戒烟是减少NCDs最重要的干预措施之一。WHO已将戒烟作为六个MPOWER措施之一（即提供戒烟帮助）[72-73]。在WHO看来，包括药师在内的卫生专业人员在促进减少吸烟方面，是社会群体中最具潜力的[74]。因此，为了对卫生专业人员进行戒烟培训，WHO开展了一个在线自学课程，免费提供给世界各地的初级保健医生和其他卫生专业人员。对于有兴趣在日常工作中提供戒烟服务的药师来说，这是一个宝贵的资源[75]。特别是那些生活在中低收入国家的药师，那里的烟草使用者比例超过80%，而戒烟服务却很少[72]。

此外，在"治疗烟草依赖：初级保健的急救干预指南"[76]中，IPCRG为鼓励患者戒烟的医护人员制作了实用工具，包括桌面帮助工具No.4［里面的建议非常简短（如果条件允许的话，可加上药物治疗）和拍摄的案例研究[77]。

帮助人们戒烟是预防和减慢COPD病程进展以及改善哮喘症状的最有效治疗方法[69]。药师和药学团队在帮助患者戒烟方面发挥了巨大的作用，提高了患者对烟草使用的认识，并与准备戒烟但无法戒烟的患者合作。药师和其团队可以使用不同的方法来帮助人们戒烟，包括提供个人或团体的行为咨询，使用数字戒烟工具，包括短信、聊天机器人和应用程序，以及推荐药物干预措施，如尼古丁替代疗法（NRT）、伐尼克兰、安他非酮和金雀花碱[72]。

药师可以通过使用不同的循证行为工具来激励患者做出行为改变。烟草依赖是一种反复发作的长期病症，通常始于儿童时期。因此，药师必须持续询问患者的烟草使用情况并提供帮助。最简单的模式是非常简短的建议（VBA+）或3As模式（询问、建议、行动）。如果药师有推荐药物干预的机会，VBA+是一个普遍适用的选择。如果药师有更多的时间，那么世界卫生组织的5As模式（询问、建议、评估、协助、安排）可能会更合适。

一旦患者有了戒烟的想法，药师就可以使用5Rs模式（相关性、风险、鼓励、障碍、重复）来帮助鼓励患者持续的戒烟动力。这些模式有助于所有医疗机构的药师评估和评价患者的烟草使用情况，并制订一个针对患者的戒烟计划。有关这些策略的详情可参见世界卫生组织《在初级卫生保健中实施5As和5Rs简短烟草干预措施的工具包》[78-79]。

药师可以利用COM-B模型（能力、机会、动机、行为）来设计戒烟服务路径。COM-B模型可以指导行为改变干预措施计划的设计和实施。具体来说，COM-B可以指导药师制定和实施有针对性的干预措施，鼓励患者戒烟[80]。"能力"是指一个人参与活动的能力（以知识和技能的形式），此处指的是戒烟。"机会"是指超越个人的外部因素，能够使行为改变成为可能。"动机"是指改变行为的动力，包括情感、习惯和分析决策。总体而言，能力、机会和动机相互作用，影响并推动行为的改变[80]。此外，COM-B模型也可用于阐明患者坚持尼古丁替代疗法的促进因素和障碍。2020年发表的一项系统综述证实并概述了26项相关研究，这些研究采用了COM-B模型来阐明吸烟患者坚持使用NRT的促进因素和障碍。这些发现可以为药师主导的干预措施的发展提供信息和指导，以改善NRT的依从性[81]。

根据"社区药房的戒烟"研究[82]，社区药师在促进戒烟方面发挥了巨大的作用。该研究的目的是考察药师对戒烟的贡献，并了解在社区药房中决定药师协助患者戒烟的成功因素。作者发现，实施戒烟计划，将咨询与药物治疗相结合，有助于控制烟草的使用，并使得患者成功戒烟。结果显示，参加社区药房戒烟计划的患者1个月后戒烟成功率为43.7%，3个月后戒烟成功率为32.6%，12个月后戒烟成功率为20.7%[82]。

其他描述世界各地成功的戒烟药学干预的研究以及药师参与的不同戒烟活动的概述可在FIP的《建立无烟社区：药师实用指南》中找到[83]。

3.2.2 接触过敏原

暴露于过敏原是非常普遍的。由于过敏原类型众多，个人可能会接触到室内或室外的过敏原。室内过敏原包括屋内尘螨、带毛宠物（猫和狗）、害虫啮齿动物、蟑螂和真菌。室外的过敏原包括草花粉和野草。此外，一些食物和药物也是许多人的常见过敏原。对室内或室外过敏原敏感的患者很可能会发展成过敏性状态。持续接触过敏原，尤其是花粉，会引发过敏反应，包括过敏性鼻炎和过敏性结膜炎，并诱发或加重哮喘症状，导致哮喘控制不佳[8]。

药师可在减少接触过敏原以及过敏治疗的教育方面发挥作用。

药师可以帮助患者确定对哪些潜在的过敏原有反应，或者建议患者在医生办公室进行过敏原测试，以确定过敏原种类。过敏原测试包括皮肤点刺试验或测量血清免疫球蛋白E的水平。若测试结果呈阳性，并有接触特定过敏原后出现呼吸道症状的历史，就能够证实患者存在过敏性哮喘[8]。

不建议哮喘患者，包括过敏性哮喘的患者过分避免接触室内过敏原，因为这样对其没有临床益处[84]。此外，避免接触过敏原的策略可能是复杂和昂贵的。然而，有证据表明，减少家庭中的湿度或霉菌可以最大限度地减少成人的哮喘症状。另外，药师可以建议患者采取自我管理措施，如每周清洗床单，如果患者对宠物皮屑过敏，可以每天吸尘。通过留在室内、关闭门窗和使用空调等方法，可以有效避免室外过敏原[8]。

以过敏为主的患者可以从过敏原特异性免疫疗法中获益。目前，免疫疗法有两种方法：皮下注射和舌下含服[85-86]。在选择这两种方法之前，医护人员应比较过敏原免疫疗法的不良反应风险、便利性和药物费用[87]。

3.2.3 空气污染（室外和室内）

空气污染是一个日益严重的问题，对呼吸系统健康有很大影响。一篇关于空气污染的环境对健康影响的综述指出，颗粒物（直径可变但非常小的颗粒）可通过呼吸进入呼吸系统，导致呼吸系统和心血管疾病、生殖和中枢神经系统功能出现障碍以及癌症[88]。室内和室外污染都是导致哮喘和COPD加重的重要风险因素[89-90]。因为空气污染每天都在影响人们的日常生活，最终也会影响患者的生活质量。据WHO称，"全球几乎所有人口（99%）呼吸的空气都超过了WHO的标准，并含有大量的污染物，中低收入国家受到的影响最大"。空气质量与气候变化密切相关，因此开展减少空气污染的运动和制定政策为气候和健康提供了一个双赢的战略[91]。

主要的室内空气污染物是一氧化氮、氮氧化物、一氧化碳、二氧化碳、二氧化硫、甲醛和内毒素[92]。室内空气污染的主要来源是不通风的烹饪和加热设备。常见的室外空气污染物包括氮氧化物、酸性气溶胶和微粒物质[89]。一些研究将靠近主要道路的家庭和学校与升高的哮喘患病率联系起来[93-95]。

许多患者都知道，室外的污染物往往来自工业排放、建筑、汽车排放和森林火灾。然而，没有多少患者知道室内污染物也可能损害自己的健康。这些污染物是吸烟、建筑材料、清洁产品、空气清新剂产品和烹饪时使用的固体燃料（如煤、木材和动物粪便）。一项研究考察了家庭空气污染和COPD之间的关系，发现接触家庭空气污染的患者比没有接触的患者患COPD的可能性高41%[96]。人们应该使用无污染的加热和烹饪设备，以尽量减少室内空气污染物的积聚。

药师在预防和减轻空气污染物的风险方面可以发挥作用，向呼吸道疾病和感染患者提供教育和治疗方案[54]。医疗保健专业人员应建议CRDs患者通过了解自身的诱发因素并减少接触来降低患者的风险因素。有哮喘诱发因素风险的人可能需要保持窗户关闭。个人可以通过待在室内和减少引起空气污染的天气（如雷暴）时外出来限制与室外污染物的接触[97]。然而，有COPD患病风险的人可能需要通过增加通风来减少与室内空气污染源的接触。这包括打开窗户、使用烟囱、禁止室内吸烟，或者如果这些都不可能做到，应确保儿童远离污染的空间。减少室外空气污染物需要国家和地方政府共同努力。FIP关于减轻空气污染对健康影响的全球调查可以从 *Mitigating the impact of air pollution on health：The role of community pharmacists*[①] 查询获取。关于减少空气污染暴露的宣传活动的例子可以从 *The importance of household air pollution exposure reduction*[②]，*You Can Reduce Exposure To Biomass Smoke*

---

① https://www.fip.org/file/4807

② https://www.ipcrg.org/sites/ipcrg/files/content/attachments/2020-05-21/Flipchart%20edited%20final.pdf

DuringPregnancy, After Delivery And Among Young Children By[①] 和 https://www.ipcrg.org/resources/search-resources/ipcrg-climate-change-bermuda-pillows-for-prevention 中查询获取。

有一些关于饮食在预防污染对呼吸道疾病影响的信息。一项关于污染和呼吸道疾病的综述研究了饮食在预防污染导致的呼吸道疾病中的作用，并得出结论，有证据表明类胡萝卜素、维生素D和维生素E在保护导致哮喘和COPD的污染损害方面是有用的。该综述还指出，维生素C、姜黄素、胆碱和Ω-3脂肪酸具有一定的保护作用，但还需要更多的数据来进一步支持这一说法[98]。通过接受这方面培训，药师可以向患者提供富含这些营养素的食物信息，并在必要时建议适合的患者服用食品补充剂。

3.2.4 气候变化

气候变化对人类生活的每个方面都有重大影响，从农业到基础设施、经济，也许最重要的是健康。Doherty及其同事的一篇综述讨论了气候变化通过影响空气质量从而影响欧洲人类健康。据作者介绍，气候变化影响空气质量的关键过程是通过温度、水蒸气、降水和云层以及气象传输和混合的变化[99]。从而得出结论，极端的空气污染事件与不断变化的天气模式有关，如热浪和停滞事件[99]。另外，还得出如果气候变化可以使空气质量恶化，那么气候变化就可能使CRDs患者的生活质量恶化的结论。

Eguiluz-Gracia及其同事的一篇文章研究了空气污染和气候变化对哮喘和过敏性鼻炎（AR）的影响，通过得出以下结论验证了Doherty的论点。①气温升高和热浪频率的增加提高了呼吸道疾病的恶化率、患病率和死亡率。②过敏性鼻炎和哮喘的季节性和严重性受到过敏原物种生长模式的影响，这些过敏原物种可以与空

---

① https://www.ipcrg.org/sites/ipcrg/files/content/attachments/2020-05-21/Smoke%20poster%20edited%20final.pdf

气污染物产生协同作用。③全球变暖和不断变化的气候可能会改变不同生态位的主导致敏物种的生长和扩散。④气候变化引起的密集降雨和洪水会导致受影响家庭的潮湿和真菌扩散，这可能会使室内空气质量恶化[100]。

Doherty等人还认为，在近期内，空气质量将主要由碳排放的变化主导，而不是气候或长距离运输的变化，未来需要加强控制碳排放，以降低因气候变化引起的人口密集地区的更高健康风险[99]。气候变化和全球变暖会加剧呼吸道疾病。人们必须努力对抗这一健康威胁。

医疗保健专业人员可以改变开具的药品类型来应对气候变化。Starup-Hansen及其同事在英国的一项研究中探讨了吸入装置处方在气候变化中的作用影响[101]。该研究指出，英国国家卫生服务系统（NHS）的碳足迹中约有3.5%来自加压计量吸入器（pMDIs），这些吸入装置用于治疗哮喘和COPD。这是因为pMDIs含有氢氟烷（HFA）推进剂，其很可能会使得全球变暖。另一方面，干粉吸入器（DPI）含有可能导致海洋富营养化的物质[102]并导致化石资源耗竭[103]。通过：①推荐拥有处方权的医护人员开具不含氢氟烷烃推进剂的吸入器，如干粉吸入器，或转向含有对全球升温影响较小的氢氟烷烃推进剂的pMDIs，例如HFA-152a；②考虑制订吸入器回收计划；③减少SABA的使用；④将药物合并在同一吸入装置内[104]。医疗保健专业人员和整个医疗保健系统可以为减少碳足迹、环境影响和对全球气候变化的贡献[101]。此外，制造商有责任使得吸入器更容易回收，并为所有吸入器引入剂量计数器。"回收和呼吸"是欧洲第一个提高环境意识的项目，希望在药店能够有组织地收集和正确处置所有制造商生产的呼吸道吸入装置。

3.2.5 职业接触

根据美国胸科协会和欧洲呼吸协会的相关资料，职业接触在很大程度上造成了全世界成人呼吸道疾病的病例数增加[105]。职业接触致敏原的患者占成人发病的哮喘新病例的5%~20%。持续接触职业致敏原可能会诱发或加重现有的哮喘症状。然而，有时暴露于高水平的职业性致敏原会引发哮喘[106, 107]。一项对13个国家的人进行的国际前瞻性研究表明，在接触涉及火灾、清洁产品或化学品泄漏的吸入事故的人群中发生哮喘的风险升高[108]。

职业性哮喘的管理包括早期诊断和消除致敏原。药师在预防和减轻职业接触风险方面的作用是为患者提供教育，使其了解职业接触导致呼吸道疾病或感染的后果。药师可以帮助患者了解什么是职业接触，以及可能接触到的职业性致敏原，并提供预防策略，以便工人能够减少暴露[106, 107]。

药师应将疑似或确诊的职业性哮喘病例转交给专家进行评估和建议。除了让患者不再进一步接触过敏原和要求其转变职业外，可以采取一些措施将工业环境中的职业性致敏物降至最低。如果工人在可能吸入有害颗粒的地方工作，药师可以建议患者采取必要的预防措施，如建议工人戴上口罩、手套，穿全面覆盖的衣服和戴保护眼睛的设备，以防止任何皮肤接触或吸入颗粒[106]。

在工作场所长期暴露于有机和无机粉尘、化学制剂和烟雾，是COPD的一个重要风险因素。美国胸科协会的一份声明将10%~20%的COPD病例与职业接触联系起来[109]。一些研究表明，职业接触与COPD症状之间存在着联系[110-113]。因此，必须通过建议患者采取相关的措施来阻止进一步暴露于潜在的刺激物。

总之，职业接触致敏原是哮喘和COPD的一个重要风险因素。药师应早期识别和及时消除职业性致敏原，以防止进一步接触。值得注意的是，患者教育在建议患者如何消除或减少接触潜在的职业性刺激物方面能够起到关键作用。

3.2.6 呼吸道感染

病毒性呼吸道感染引发哮喘的加重。许多儿童在其幼年时中由于患呼吸道疾病而出现喘息发作。随着年龄增长，这些感染会消退；然而，一些儿童会发展成哮喘[114]。其中最常涉及的病毒是人类鼻病毒（HRV）。其他病毒包括呼吸道合胞病毒（RSV）、流行性感冒病毒和冠状病毒[115]。呼吸道病毒感染可严重加重哮喘患者的症状。研究表明，呼吸道病毒感染诱发了约80％的儿童和成人哮喘恶化[116]。

减轻哮喘患者呼吸道感染的影响的建议是采取预防策略。采取有关呼吸道卫生措施可以有效地减少病毒在家庭、学校和其他社会领域传播引起的呼吸道感染，例如经常洗手、保持身体距离和戴口罩[117]。2020年，苏格兰和威尔士发布报告称因哮喘而急诊入院的人数下降了36％，部分原因就是在COVID-19流行的高峰期实施了卫生措施[118]。研究还建议患者采取免疫策略，如健康饮食、充足运动和适当的睡眠，以提高免疫功能。由于大多数呼吸道病毒感染是自限性的，常见的预防方法就是充分的运动、健康的饮食和适当的睡眠[119]。

由于目前还没有针对HRV和RSV的实用抗病毒疗法和疫苗，因此不能低估对病毒性呼吸道感染的初级预防作用。然而，现在的流感疫苗和抗病毒疗法是有安全有效的。因此，药师应该监测并对哮喘患者（尤其是儿童和孕妇）的呼吸道感染进行有效管理[120]。在临床环境中，药师应与其他医疗工作者合作，以实现以下目标。

- 识别感染病毒性呼吸道感染的高风险哮喘患者。
- 确定对感染最合适的明确和对症治疗。
- 启动、修改和监测所选治疗方案的疗效。
- 确定合适的患者进行免疫预防，特别强调患者的安全。
- 在有法规支持的情况下，帮助患者注射流感疫苗。
- 执行管理和预防呼吸道感染的政策[121,122]。

药师在患者教育方面也有重要作用，这涉及呼吸道感染的初级预防措施的重要性，包括流感疫苗的好处、适当的卫生措施和采用免疫学策略[121,122]。

与哮喘相反，细菌和病毒感染都会引起严重的AECOPD，其中病毒感染是主要的风险因素。这些感染通过气道炎症引发AECOPD事件，导致气流减弱和肺部过度膨胀[123]。牵涉到COPD的主要细菌是肺炎链球菌、流感嗜血杆菌、卡他拉菌、肠杆菌和铜绿假单胞菌。值得关注的病毒感染包括流感、鼻病毒、副流感和偏肺病毒[124]。

药师在处理COPD患者的细菌感染时，可以促进抗生素的合理使用。在配药时，应确认抗生素治疗方案符合患者的个体因素，如感染类型、合并症和风险因素。治疗管理还应该包括对治疗方案的疗效和不良反应的常规监测[125]。同样的原则也适用于在COPD病毒感染的病例。接种流感疫苗有利于预防AECOPD的发生，在哮喘中也是如此。

有文献记载了管理COPD患者的细菌和病毒感染的实际例子。西班牙的一项多中心临床试验发现，一个疗程的阿莫西林/克拉维酸钠治疗轻度至中度COPD病例的成功率为74.1%，显著降低了AECOPD事件的发生率[126]。在希腊进行的另一项研究证实了左氧氟沙星/亚胺培南或黏菌素治疗耐多药细菌感染的疗效[126]。比利时的一项临床试验表明，3个月的低剂量阿奇霉素治疗方案可以降低AECOPD患者抗感染治疗失败的概率[128]。

3.2.7　体育活动

体育活动可以引发幼儿和许多患者的哮喘症状。体育活动导致的哮喘往往表明疾病症状控制不佳。运动诱发的支气管收缩（EIB）应该得到有效控制，而不应阻止哮喘患者参加体育活动，包括竞技体育。EIB的管理包括以下策略[129]。

- 将ICS作为哮喘症状的常规控制治疗。
- 在运动前给予SABA。
- 建议运动员在训练前进行充分的热身。

- 建议运动员避免在极端寒冷的天气条件下进行训练。
- 评估哮喘患者的吸入器技术和对控制药物的依从性。

尽管体育活动有可能导致哮喘的加重，但适度的运动仍然有利于哮喘症状的控制和改善肺功能[130]。作为一种非药物干预，药师应建议哮喘患者定期进行体育锻炼。对于患有哮喘的儿童，游泳可以改善肺功能和心肺功能[131]。

缺乏运动既是COPD恶化的原因，也是其结果。COPD患者往往有多种肺外表现和合并症，导致静坐时间更长、体育活动更少[132]。由于疾病的严重程度、合并症、对病情加重的恐惧、行为的改变和用力时的呼吸困难，生活中的COPD患者较少进行体育活动[133-135]。一些研究表明，体育活动水平与肺功能或COPD的患病率之间呈负相关[136,137]。一项研究证实了这些发现，该研究将缺乏运动作为COPD结果的一个关键预测因素。活动水平较低的患者容易出现病情加重和患有全因死亡的高风险[138]。由于定期体育活动对COPD风险的好处已被证实[139]，GOLD战略建议，所有COPD患者都应将定期的体育活动纳入行动计划中[132]。在COPD杂志（IPCRG为COPD患者出版的在线杂志，鼓励患者对呼吸和体育活动进行自我管理）中有多种体育活动建议，可以减少久坐时间，改善患者的呼吸和幸福感。

3.2.8 饮食和营养

在哮喘方面，营养因素在控制症状方面发挥着作用。例如，肥胖患者的哮喘症状更难控制[140]。饮食限制是用于减轻肥胖患者体重的一种策略。因为水果和蔬菜具有抗氧化特性，可推荐富含水果和蔬菜的饮食方式给哮喘患者[141]。科学家们认为，健康饮食的抗氧化特性，如植物性饮食，可以减轻哮喘的炎症[142,143]。

对食物内容物和化学品过敏是哮喘相关死亡的重要风险因素[144]。亚硫酸盐是导致敏感患者哮喘恶化的最常见原因。亚硫酸盐通常出现在加工的土豆、虾、干果、啤酒和葡萄酒中[145]。在确认食物过敏或食物化学敏感的情况下，应避免食用特定的食物和化学品。

COPD患者有营养不良的高风险[146]。导致营养不良的一些原因包括[147]：

- 疾病影响（例如呼吸困难、厌食、炎症）；
- 心理因素，如抑郁症；
- 社会孤立；
- 生活条件差；
- 身体的营养需求增加；
- 药品的不良反应，如吸入疗法和氧气疗法引起的味觉变化和口干。

营养不良与COPD患者的死亡率增加有关[147]。因此，建议药师使用有效的筛查工具，如营养不良筛查工具、营养不良通用筛查工具（MUST）和主观全球评估，对所有COPD患者进行常规营养筛查。对确定有营养不良的患者，应记录风险、设定营养目标和监测进展，从而对其进行管理。药师应向患者提供饮食建议，以确保患者能够满足每日对基本营养的需求。在适用的情况下，应开始口服营养补充剂[147]。关于"COPD患者营养不良的管理"的实用指南可以从 *Managing Malnutritionin COPD*① 查询获取。

3.2.9 压力

由于气道的变化引发炎症反应，情绪压力是儿童和成人患哮喘或引发哮喘恶化的一个重要风险因素[148,149]。情绪压力的特点，如愤怒、恐惧或哭泣，可能引发过度换气，使气道变窄[150,151]。惊恐发作也会引发过度换气和肺功能下降[152]。怀孕期间经历情绪压力的母亲容易使她们的孩子患上哮喘[153,154]。

---

① https://www.malnutritionpathway.co.uk/library/mm_copd.pdf

生活中的压力对个人的心理健康有负面影响，会引起人们日常行为的变化，如频繁吸烟、睡眠不足和缺乏运动等，这些行为都会增加COPD的患病风险[155]。情绪压力可以引发体内的炎症过程，有可能导致COPD的恶化[156]。COPD患者的情绪压力来源包括对疾病的恐惧、呼吸困难、情绪高涨和身体活动受限[157]。在某些情况下，与工作有关的压力可以导致COPD的恶化[156]。一项观察性队列研究发现，每四个COPD患者中就有一个有焦虑和抑郁症状[158]。抑郁症状不利于肺部康复。压力大的人很可能会因为无法坚持药物治疗而导致哮喘和COPD的症状控制不佳[158]。

药师应使用简短的循证工具，如患者健康问卷4（PHQ-4），评估哮喘和COPD患者的压力、焦虑或抑郁迹象[159]。任何确诊的病例都应该转交给全科医生，从而进一步进行心理评估和治疗[160]。对有压力患者的管理应包括让患者参与找出压力的诱因，并准备好应对压力的目标和策略。其他已确定的减压措施还有推荐放松策略和呼吸练习。*Desktop Helper No. 12 – COPD and Mental Health: Holistic and Practical Guidance for Primary Care*① 列出了有关COPD和心理健康的证据。

3.2.10　药物引起的哮喘

非甾体抗炎药（NSAIDs），特别是阿司匹林、布洛芬、双氯芬酸和萘普生，可以引起严重的哮喘恶化[161]。阿司匹林加重性呼吸系统疾病（AERD）经常发生在药物引起的哮喘病例中，在普通成人哮喘中的患病率为7%，在严重的哮喘病例中为15%[162, 163]，其主要表现为服用非甾体抗炎药后不久出现急性哮喘发作。

药师可以通过询问患者的用药史来判断患者是否有药物诱发哮喘风险，包括记录患者目前使用的药物以及以前发生的事件。AERD的诊断包括服用阿司匹林或其他非甾体抗炎药后哮喘加重的

---

① https://www.ipcrg.org/dth12

历史[164]。然后通过阿司匹林刺激试验进行确诊，该试验应在具有充分急救能力的专业中心进行[165]。

药师应建议该类患者避免使用会加重其哮喘症状的药物，并推荐合适的替代品。例如，药师应该建议AERD患者避免使用含有NSAID的产品和其他环氧化酶-1（COX-1）抑制剂。在必须使用非甾体抗炎药的情况下，选择性使用对乙酰氨基酚和COX-2抑制剂（在允许使用后者的国家）[166]。对于AERD的哮喘，推荐的治疗方法是使用吸入性糖皮质激素[167]。有时，也可以考虑阿司匹林脱敏治疗[168]。

β-受体阻滞剂，包括眼药水，可能引起支气管痉挛。然而，已证实这些药物对急性冠状动脉事件的发生是有益的。哮喘不是β-受体阻滞剂的绝对禁忌证，但应考虑其相对风险和益处，因此必须在专科医生的密切医疗监督下开始治疗[8]。

3.3　疫苗接种在预防和管理CRDs并发症中的作用

流感是一种急性病毒性呼吸道疾病，可能会产生严重的后果，在一些高危人群中，可能会导致死亡。每年接种疫苗可以降低患者感染流感的风险。因此，目前许多国家和国际组织都建议每年接种一次疫苗，如世界卫生组织[169]、美国疾病控制和预防中心（CDC）[170]和欧洲疾病预防和控制中心[171]。然而，许多国家对包括患有呼吸系统疾病在内的高危人群的疫苗接种率远远低于目标。这种低覆盖率的原因复杂多样，其中患者对疫苗的有效性和安全性缺乏信心是一个主要原因[172]。

呼吸道病毒包括流感病毒、鼻病毒、呼吸道合胞病毒和冠状病毒，都已被证明会增加哮喘恶化的风险[173]。一些研究显示，与接受安慰剂的受试者相比，接种疫苗的受试者的病情恶化程度明显降低[174]。最近的一项系统回顾和荟萃分析研究，其中包括多个大范围的观察性研究，提示接种疫苗可以降低哮喘恶化的风险[172]。因此，GINA指南建议中度至重度哮喘患者每年接受一次流感疫苗接种或在普通人群接种时接受一次流感疫苗接种[8]。

根据COPD GOLD指南，接种流感疫苗可以降低COPD患者的疾病严重程度和死亡率[9]。此外，一项基于人群的研究表明，COPD患者在接种流感疫苗后的一段时间内患缺血性心脏病的风险会降低[175]。建议使用灭活病毒或灭活病毒的疫苗，因为这些疫苗对患有COPD的老年人群最为有效[9]。

肺炎球菌疾病是由肺炎链球菌引起的一组疾病。全球有两种疫苗类型：肺炎球菌结合疫苗（PCV13、PCV15和PCV20）和肺炎球菌多糖疫苗（PPSV23）[173,176]。COPD GOLD指南建议，所有65岁或以上的患者都应接种PCV13和PPSV23。CDC也建议，65岁或以上的患者应该接受PPSV23疫苗。患者在接受PCV13后至少一年后，再接种一剂PPSV23，以完成肺炎球菌疫苗系列接种[177]。一项随机对照试验证实了PPSV23可降低65岁以上及FEV_1低于40%或有其他合并症的COPD患者的社区获得性肺炎患病率[178]。

根据2016年进行的Cochrane数据库系统评价，注射用多价肺炎球菌疫苗对社区获得性肺炎有明显的预防作用。总体而言，接种疫苗降低了COPD恶化的风险[179]。

GINA 2022和GOLD 2022指南分别建议，在国家建议的条件下，哮喘和COPD患者应及时接种COVID-19疫苗，包括加强剂[8,9]。CDC和GOLD指南还建议在青少年时期没有接种过疫苗的COPD或哮喘患者应当接种Tdap（破伤风、白喉和无细胞百日咳）疫苗[9,180]。最后，建议50岁或以上的COPD成人患者接种带状疱疹疫苗，以预防带状疱疹[9]。

总的来说，疫苗可以对健康、认知发展和生产力具有积极影响，使人们能够更加健康生活，降低疾病的严重程度，减少家庭和社会交往方面的限制，提高器官功能[181,182]。

4 CRDs 的筛查检测

社区药师作为患者与医疗保健系统接触的第一站，具有独特的优势。因此，他们也是进行CRDs筛选测试的理想人选，不仅能够发现那些知道自己可能患有慢性呼吸系统疾病的患者，还可以将那些病情发作可能性高的人转交给医生。在一项关于药师在筛查和后续管理CRDs方面的作用综述中，作者认为社区药师在筛查哮喘控制不佳和未被诊断的COPD患者方面发挥了有效的作用，并为患者提供了必要的疾病管理干预措施[183]。

4.1 筛查未被诊断的哮喘患者

世界范围内对儿童、成人和老年人的人口研究表明，社区内有20%～70%的哮喘患者可能仍未被诊断[184]。社区药师可以帮助发现这些未被诊断的患者，尤其是在儿童时期没有被怀疑有哮喘的青少年和成年人。当这些人来到药房寻求缓解自以为是轻微的、不属于更复杂的慢性疾病的体征或症状时，药师可抓住一个至关重要的机会去发现从而进行干预。

药师应注意那些持续出现喘息、气促、胸闷、干咳等体征或症状、具有过敏史或其他过敏性疾病如鼻炎或荨麻疹的人群[8]。此外，药师还应该注意那些不断要求使用镇咳药的患者、在没有医疗诊断的情况下使用SABAs的患者或症状未受控制的慢性鼻炎患者。在这些情况下，药师的干预应该是将这些人转诊给医生，以确认或排除哮喘的诊断[61]。

4.2 筛查未被诊断的 COPD 患者

在全球范围内，由于所使用的诊断定义不同，以及无法获得肺活量测定，COPD的患病率有很大的差异，这导致10%～95%的患者诊断不足[185]。

由于COPD的进展性和不可逆性，诊断不及时会导致更高的患病率以及更高的医疗费用。根据世界卫生组织，COPD需要早期诊断和治疗，通过帮助患者戒烟以减缓症状的发展和减少COPD的复发。因此，早期诊断是至关重要的[7]。此外，考虑到早期治疗能够减轻临床症状和提高成本效益，国家和全球指南，如GOLD建议建立筛选机制，在疾病的早期阶段发现这些患者[9]。鉴于大规模筛查的不可行性，最有效的替代方法是选择高风险人群，使用符合最低灵敏度要求、可重复性和验证的筛查或诊断测试进行筛选[186]。

所有35岁以上的人，如果存在潜在的危险因素，如吸烟、长期接触其他肺部刺激物（如二手烟、空气污染或化学烟雾）、环境或工作场所的粉尘，并出现与该病相适应的慢性症状，如咳嗽、排痰和用力呼吸困难，都应被考虑为可能患有COPD[9]。

为了筛查高危人群，药师可以使用有效的调查问卷，如COPD人群筛查器、COPD诊断问卷和初步筛查问卷，以确定高危患者，并将其转交给医生进行医疗评估[9,186-188]。详情见表9。

肺功能检查是药师基于证据用于改善CRDs的一个筛查方法[189]。一些研究报告指出，在社区药房可以使用小型的便携式设备进行COPD筛查，如COPD6-Vitalograph和PiKo-6或者使用更复杂的设备，如EasyOne Air[34,190]。便携式微量呼吸仪测量第一秒用力呼气量（FEV_1）和第六秒用力呼气量（FEV_6），并同时提供FEV_1/FEV_6比率的计算结果，作为COPD的衡量参数。GOLD专家根据肺活量标准，用FEV_1/FVC（用力肺活量）比值＜70%来定义该疾病。此外，因为肺活量测定法对肺功能的测量结果准确且可重复，因此GOLD专家建议将肺功能检查作为诊断COPD的金标准[9]。

表 9　支持药师在慢性呼吸系统病中常用的工具和管理情况测试

CRDs	筛选技术	工具/设备的类型	目的	所需价钱	更多信息
COPD	COPD人群筛选器	调查问卷	•探测高危患者的肺活量测试	无	https://doi.org/10.1080/15412550801940721
COPD	COPD诊断调查表	调查问卷	•探测高危患者的肺活量测试	无	https://pmc.ncbi.nlm.nih.gov/articles/PMC4373382
COPD	初步筛选调查表	问卷调查	•探测高危患者的肺活量测试	无	https://www.researchgate.net/publication/319908151_Community_pharmacy-based_case_finding_for_COPD_in_urban_and_rural_settings_is_feasible_and_effective
COPD	便携式微呼吸仪（如COPD6-Vitalograph和PiKo-6）	器材	•评估肺功能 •检测气道阻塞以进行肺活量测试 •评估COPD的控制和检测病情的恶化 •测量 FEV_1、FEV_6、FEV_1/FEV_6 比率	中等	https://pmc.ncbi.nlm.nih.gov/articles/PMC9019105/
COPD	精密的肺活量计（如EasyOne Air）	器材	•诊断性肺活量测试 •测量肺部功能	中-高	https://pmc.ncbi.nlm.nih.gov/articles/PMC3595551/
COPD	COPD评估测试[205]	调查问卷	•评估COPD的控制效果 •不仅可以评估呼吸困难，还可以评估其他症状和健康状况（与健康相关的生活质量） •也用于预测和检测病情的恶化	无	https://www.catestonline.org/或https://pubmed.ncbi.nlm.nih.gov/19720809/

续表

CRDs	筛选技术	工具/设备的类型	目的	所需价钱	更多信息
COPD	临床COPD调查问卷[206]	调查问卷	·评估COPD的控制效果 ·具有良好心理测量特性的健康相关生活质量调查问卷（HRQoL）	无	https://hqlo.biomedcentral.com/articles/10.1186/1477-7525-1-13
COPD	修改后的医学研究委员会呼吸困难量表[207]	调查问卷	·测量呼吸困难	无	https://www.pcrs-uk.org/mrc-dyspnoea-scale
哮喘	哮喘控制测试[196]	调查问卷	·评估哮喘控制情况 ·用于识别哮喘控制不佳者的患者自我管理工具	无	https://www.asthmacontroltest.com/
哮喘	哮喘控制调查问卷[197]	调查问卷	·评估哮喘控制情况	无	https://publications.ersnet.org/content/erj/14/4/902.full.pdf或https://www.thoracic.org/members/assemblies/assemblies/sm/questionaires/acq.php
哮喘	过敏性鼻炎和哮喘控制效果测试[198]	调查问卷	·评估哮喘和鼻炎的控制情况	无	https://pubmed.ncbi.nlm.nih.gov/23412110/或https://www.researchgate.net/publication/260118946_Development_process_and_cognitive_testing_of_CARATkids_-_Control_of_Allergic_Rhinitis_and_Asthma_Test_for_children
哮喘	初级保健哮喘控制筛查工具[210]	调查问卷	·评估哮喘控制情况	无	https://pmc.ncbi.nlm.nih.gov/articles/PMC6442279/

续表

CRDs	筛选技术	工具/设备的类型	目的	所需价钱	更多信息
哮喘	峰值流量计	器材	• 随着时间的推移，测量呼气流量峰值（PEF）	低	https://www.lung.org/lung-health-diseases/lung-disease-lookup/asthma/treatment/devices/peak-flow 或 https://www.nhs.uk/conditions/peak-flow-test/
哮喘	呼出气一氧化氮测试	器材	• 评估气道炎症并作为诊断依据 • 测量呼出气体中的 NO 水平	高	https://www.aaaai.org/tools-for-the-public/conditions-library/asthma/what-is-a-feno-test 或 https://aafa.org/asthma/asthma-diagnosis/lung-function-tests/feno-tests-to-monitor-feno-levels/

药师可在一些场所通过有效的便携式设备进行肺功能测试，测量一些重要的指标如FEV_1、FEV_6和FEV_1/FEV_6[187]。对FEV_1/FEV_6与FEV_1/FVC的诊断准确性进行比较的11项研究的荟萃分析结果表明，FEV_1/FEV_6在成人群体中检测COPD具有较高的敏感性和特异性[191]。

然而，微量呼吸仪并不测量FVC值。FVC是用力呼气动作时排出的空气量（是以升为单位的肺活量的指标）。这是一个只能使用诊断性肺活量计得到的参数。

微量呼吸仪上获得的结果之所以可以用于诊断COPD，是因为在诊断成人气道阻塞时，FEV_6可以是FVC的替代指标。此外，FEV_6比传统的肺活量测量法更容易获得，并且具有可接受的敏感性和特异性值[192]。

然而，使用$FEV_1/FEV_6 < 0.75$作为与FEV_1/FVC比率的最佳相关性[34]已经受到质疑。总的来说，最准确的截止值取决于所使用的微量呼吸仪[193,194]。尽管如此，所有这些仪器都已被证明对于筛查慢性气流阻塞是有用的。因此，基于FEV_1，微量呼吸仪可以作为检测气道阻塞的一个重要手段。同时也可以基于微量呼吸仪给出的信息，根据GOLD量表把可能患有COPD患者进行分类[9,193-195]。

应该注意的是，药师进行这些测试的目的不是为了完成患者最终的确诊，而是为了描述药师已经开展了干预措施，并参考相关文献对患者进行了评估。这些干预措施的目的是识别COPD患病风险较高的患者。这些患者必须被转交到医生那里进行进一步的临床评估、常规肺活量测定和最终的治疗[9]。

4.3 监测和转诊 CRDs 患者

4.3.1 哮喘

为了评估哮喘患者目前的疾病控制情况，人们开发了各种经过验证的问卷，这些问卷简单易行，便于患者填写。经过广泛验证和文化适应性的问卷包括哮喘控制测试（ACT）[196]、哮喘控制调查问卷（ACQ）[197]以及过敏性鼻炎和哮喘控制测试（CARAT），其中CARAT是唯一一个可以用于评估过敏性鼻炎的测试[198]。更多信息见表9。

一些研究表明，ACT问卷可以成为评估社区药房中哮喘患者控制程度的有用工具[55,199]。通过使用这些问卷，药师可以识别出部分控制或控制不佳的患者，这些患者应该被转诊到全科医生那里，但在进行治疗之前，药师主导的干预措施有可能足以改善患者的症状并达到控制疾病的要求[200]。研究表明，接受社区药师提供的特定哮喘自我管理服务的患者与不接受服务的患者相比，前者的生活质量有所提高，疾病症状有所减轻，对维持治疗的依从性也有所增强[31,200]。

通过使用峰值流量计（PFM）来评估呼气流量峰值（PEF）是另一个被用于评估社区药房哮喘控制情况的工具[201,202]。PFM是一种手持式、廉价且易于使用的设备，可以测量患者用力呼气的速度，还可用于测量气道狭窄程度。如果患者的数值能够保持在这个水平是最好的，个人最佳值（个人峰流数）应该被记录下来。峰值流量通常会随着年龄的增长而略微下降，每个人的正常速率与性别、种族和身高因素有关。PEF在一天中的变化很大：通常在清晨的速率最低，在下午的速率最高。对于没有哮喘的人来说，其变化差异可能在10%~15%。而对于控制不佳的哮喘患者来说，PEF发生显著波动,会超过20%。由于哮喘是一种多变的疾病，为了从其使用中获得最大的利益，PEF应该每天测量几次，并持续两周。PFM既可用于哮喘的诊断，也可用于监测[203]。一般来说，长期的PEF监测只推荐给严重的哮喘患者或对气流受限的感知有障碍的患者[8]。

呼出气一氧化氮（FeNO）测试是另一种已被用于初级保健的哮喘管理方法。FeNO测试能够测量呼出气体中的NO水平，并提供是否有肺部嗜酸性粒细胞炎症的指示。该指标与详细的临床病史和其他评估变异性的基本测试（峰值流量计、肺活量计）可同时被用于哮喘的诊断和监测。然而，到目前为止，FeNO测试在社区药房的使用还尚未被普及。此外，还没有关于其成本效益的相关报道[204]。

4.3.2 COPD

关于在社区药房评估COPD的控制效果，药师可以使用一些简单的评测工具，如COPD评估测试（CAT）[205]、临床COPD调查问卷（CCQ）[206]和修正的医学研究委员会（mMRC）呼吸困难量表[207]。更多信息见表9。

由于mMRC量表的简洁性与简单性，它被广泛用于测量呼吸困难的程度，帮助患者了解呼吸困难影响自身行动能力的机制。CAT评分是一种多维的方法，还能同时评估其他症状和健康状况。CAT适用于常规临床实践，这是一个简单标准化的健康相关生活质量（HRQoL）问卷。该量表有8个临床问题，分别是临床特征、活动能力、自信心、睡眠情况和力量感觉，每个问题的评分在0（最低）和5（最高）之间。获得的分数与生活质量密切相关。该问卷具有良好的有效性和可靠性以及出色的内部一致性。该测试可以用于患者的自我管理，并且对病情加重的患者情况变化非常敏感[208]。因此，CAT不仅是一个可靠的HRQoL问卷，还是一个预测和识别患者病情恶化的相关工具。虽然CAT在社区药房还没有被广泛使用[202]，但是据报道，这是识别病情恶化高风险患者的重要工具[209]。

社区药师也可以使用微量呼吸仪来评估COPD患者病情的控制情况和识别患者病情的恶化，因为微量呼吸仪可以测量FEV_1值，且具有不错的敏感性和特异性[194]。

表9概述了药师在CRDs常用的主要工具和管理情况测试。

4.3.3 利用移动应用程序来监测 CRDs

随着移动健康（mHealth）解决方案的兴起，人们越来越多地利用移动应用程序，使其游戏化，来帮助患者和医疗专业人士监测CRDs的疾病进展和控制。应用程序的设计通常是为了促进自我管理，并提高患者管理自身疾病的自主性。由于CRDs需要长期管理，许多这样的应用可以迎合患者不断变化的需求和适应疾病控制情况。事实证明，这种互动式的移动医疗设备能够提高患者对自身病情的认识，增强自我管理意识并提高疾病控制的信心。这样的移动应用也加强了患者与医疗服务提供者的联系，使医疗服务者能够监测患者的症状、疾病进展和病情控制效果[211]。从卫生系统的角度来看，这些移动应用已被证明具有成本效益[212]。

药师可以利用移动应用程序来指导CRDs患者识别疾病诱因，监测患者的症状，并加强患者自我管理能力。一个已被证实的技术程序是青少年依从性患者工具（ADAPT）。ADAPT已经被引入给荷兰的青少年哮喘患者和社区药房。ADAPT使患者和药师能够对患者疾病症状进行监测，还有助于提高患者的用药依从性，让药师能够分享教育资源（如吸入器技术）以及提供患者与药师聊天的功能。采用ADAPT的患者和药师普遍对该移动应用程序表示肯定和满意[211]。药师接受ADAPT的一个关键原因是增加了药师与患者的接触时间，而患者接受ADAPT的关键原因是便利性和操作简单。然而，药师使用ADAPT监护哮喘患者的主要问题是缺乏报酬和时间限制。这个例子说明了药师和药学团队使用移动医疗来改善监护CRDs患者质量的灵活性和可能性[211]。

Himes及其同事的研究报告了更多用于管理CRDs的移动医疗应用、可穿戴设备和装置的例子[213]。

5 转诊和跨专业合作，支持有 CRDs 的人

CRDs治疗和管理的意义就是控制症状和预防将来的风险。因此，在不同的医疗环境中，医疗服务提供者之间有效顺畅的沟通是很重要的[8,9]。有效的疾病管理需要在患者和医疗服务提供者之间建立伙伴关系，因为这能够使哮喘或COPD患者获得知识和技能，这在患者的疾病管理中是非常重要的[8,9]。

药师应该与其他负责治疗和跟踪随访CRDs患者的医疗服务提供者一起鼓励患者参与有关自身治疗方案的制定，并让患者有机会表达对自身的期待。这也被称为共同决策，是以人为本的CRDs管理的一个重要因素。这种以人为本的要素在英国被倡导为"决定与我无关，但又处处与我有关"——这是国家卫生服务的一个愿景。这种伙伴关系需要根据每个患者的情况和处境而定。一个人参与自我管理的意愿和能力与患者的健康知识、对CRDs和药物的信念等有关[183,214]。

哮喘和COPD是需要多方管理提供者参与和紧密合作的呼吸系统疾病。组织良好的监护是很重要的，使用正式的结构化方案来确保每个管理服务提供者提高效率和效果。药师可以将患者转交给医疗团队的其他成员，不仅是为了进行临床评估和诊断，还可以让患者接受额外的指导，了解如何以安全和有效的方式进行疾病管理和改变患者的生活方式。患者可以被转交给肺科医生、全科医生或家庭医生、呼吸治疗师，甚至是支持CRDs患者的结构化团体项目。一旦这些患者被转诊，药师可以经常跟进患者的情况，并提供鼓励和支持，让患者维持已经改变的生活方式[44]。

药师可以为患者提供教育，提高患者的用药依从性（见章节8.2）。这是因为药师经常与患者接触，可了解到对特定患者而言，

哪些药物治疗方法有效或哪些无效[215]。药师也可能掌握关于新型药物疗法的最新知识[215]，利用在药理学、药物相互作用和循证管理方面的知识，药师可以参与治疗管理，并与其他医疗服务提供者如肺科医生和呼吸治疗师共同建立治疗目标。药师可以根据患者的个体因素，评估哪些药物最适合该患者，以达到患者的治疗目标。在适当的情况下，药师还可以向其他医疗服务提供者提出建议，启动、调整或停用某些药物，并建议调整剂量。药师还可以采取措施预防不良反应、药物相互作用和不坚持用药等情况的发生[44,183,214]。

CRDs药师对患者的转诊是非常有价值的，尤其是对于非传染性疾病，如CRDs[31]。药师可以在发现和管理社区内的CRDs患者方面发挥积极作用[216]。药师，尤其是社区药师，能够很好地识别疾病控制不佳和疾病管理不善的哮喘和COPD患者，将其转诊给全科医生进行评估[31,32]。研究表明，由药师提供的哮喘管理计划可以改善哮喘控制效果[31,32]。

在患者转诊过程中，患者药师需为患者提供相应服务，使患者与其他医疗服务提供者多接触[215]。这要求药师具备对患者进行身体评估的知识，以及具备倾听和与患者交谈的沟通技巧。药师还应该能够查阅患者的健康记录，充分了解患者的生活方式和社会经济状况，因为这些都可能会影响患者病情的发展和治疗。

药师也应该努力与患者的主治医生建立有效的合作关系。在Manasse及其同事的研究指出，当药师和医生已经建立了工作关系时，转诊效率是最高的[215]。Manasse等人还指出，发展与医生的工作关系可以让医生和药师互相体验对方的工作环境，使得跨专业的合作关系中建立更多的信任和理解。

6 CRDs 的非药物管理

CRDs的非药物管理通常涉及患者生活习惯的改变和避免接触诱发因素，其目的通常是改善症状控制和降低未来病情加重的风险。患者生活方式的改变是哮喘和COPD控制的重要组成部分之一，能帮助患者实现自身的治疗目标。正如3.2中已经提到的，药师在向患者宣传这些健康行为和确保患者与医疗服务提供者之间保持良好沟通以减少疾病的恶化[217]方面可以发挥重要作用。

除了参与患者药物治疗、药物咨询和疾病管理患者外，药师应始终保持对患者的日常态度和生活行为的跟踪了解。例如，药师应该：

- 向哮喘和COPD患者询问是否在使用可能使哮喘恶化的药物（如β–受体阻滞剂药物、阿司匹林和其他非甾体抗炎药），以便根据患者的个人情况给予咨询和转诊建议[8]；
- 向哮喘和COPD患者提供建议，并提供职业性哮喘的管理，早期识别和尽早避免接触过敏原[8]；
- 告知患者避免接触病情加重诱因的方法。

6.1 戒烟（治疗烟草依赖）

吸烟对哮喘患者来说有许多有害风险，是导致COPD病程发展的最大风险因素[218]。因此，戒烟对于阻止肺功能下降非常重要。与药物治疗对比，戒烟已被证明能够更有效地改善COPD的临床结果和降低COPD相关的死亡率[218]。虽然戒烟不能逆转COPD已经造成的损害，但戒烟是被证实唯一能够减缓与COPD相关的呼吸功能下降（FEV_1）的干预措施[218]。

因此，戒烟是一项关键的干预措施，药师应大力鼓励吸烟者戒烟，患者在确诊后，尤其是早期阶段，应立即减少接触环境烟雾[8,9]。

5As模式（询问、建议、评估、协助、安排）可用于指导戒烟服务。首先，询问患者目前的吸烟状况，并建议吸烟者通过药物治疗干预和生活方式来帮助戒烟。随后，评估吸烟者的戒烟准备情况。对于已经准备好戒烟的人，药师可通过制订戒烟计划和戒烟方法以及提供资源，让患者实施自我管理来帮助患者戒烟。安排随访，监督和激励患者最终戒烟[78]。

以下是一些戒烟的提示[77]。

- 当患者愿意戒烟时，第一步是让患者有意愿（接受和准备好）和得到情感支持（来自家人和朋友）。使用分数帮助确定戒烟意愿（例如，"从1到10的分数，你现在有多大的意愿来停止吸烟？"）。
- 在使用一线戒烟药物时，需要让专业人员提供治疗方案来使用。如果没有这种条件或者当事人不愿意去看专家，那么优先选择非处方药和药师提供相关用药建议会较好。
- 患者应该列出吸烟的诱因，并尝试有计划地减少接触这些诱因。

6.2　体育活动

众所周知，体育活动是引发哮喘和COPD的常见因素，能够引发两种呼吸系统疾病症状，症状出现时说明患者疾病控制不佳。因此，哮喘和COPD患者可能经常故意减少运动，采取久坐的生活方式。然而，各种强效药物和有效给药装置的出现改变了人们对哮喘和COPD患者活动能力情况的认识。疾病管理的最终目标是最大程度减轻疾病症状，以便患者能够保持正常的活动水平并获得良好的生活质量。GINA建议哮喘患者定期参加体育活动，改善健康状况[8,9,217]。

无法控制的哮喘往往与肥胖和缺乏体育运动有关。因此，保持运动对哮喘或COPD患者都很重要，可以改善CRDs的管理。坚持体育锻炼与良好的临床结果呈正相关，如改善肺功能和减少哮喘症状出现，减少病情恶化和减少医疗设施的使用[219]。运动能够有效降低心血管风险和改善生活质量[9]。

应该鼓励CRDs患者找到自己喜欢做的活动，可以根据自己的节奏将自身喜欢的运动融入到日常生活中，如散步、普拉提、太极拳、气功或瑜伽等。这些运动能够让患者身心得到锻炼，有不同的姿势、呼吸技巧、冥想、注意力和柔和的动作。呼吸锻炼，如横膈膜呼吸，可以锻炼呼吸道肌肉，提高肺活量[220]。更多关于体育运动的例子以及医护人员如何鼓励患者进行体育活动的例子，可以在IPCRG的COPD杂志中找到。

6.3　营养支持

虽然药师主要接受的培训是从药物学角度解决CRDs问题，但也可以在向患者推广健康饮食方法时，考虑患者的临床状态（稳定或恶化）和疾病的严重程度，向哮喘和COPD患者提供营养支持时应进行个体化评估[221]。

对患者进行体重管理和调节饮食习惯，应重点强调多吃蔬菜，不能因为肉类食物而忽略吃水果、蔬菜、全谷物和豆类，以植物为主的饮食有助于减少哮喘发生风险和控制哮喘症状有关[222]。抗氧化剂、植物纤维和维生素D能够加强免疫系统并改善全身炎症，最终改善哮喘症状来减慢COPD和哮喘的疾病发展[222]。

6.4　肺部康复

GOLD 2022报告建议，医疗卫生人员应鼓励COPD患者制订基于自我管理教育的肺部康复计划，包括设定目标、以结构化的方式设计和提供肺部康复计划，此计划应该迎合个人的偏好和目标，以便患者能够从计划中获益。

　　患者可以在包含运动锻炼的治疗计划获得体育锻炼，如肺部康复的设计十分严谨，包含具体的运动频率、运动强度和运动方式设计（遵循限制清单，如戒烟和营养需求支持）。这种干预措施（关于患者生活的教育方案、量身定制的运动和关于呼吸锻炼的建议）应该由医护人员和专家（物理和呼吸治疗师、运动专家和营养师）制定。这种干预措施的目的是减轻患者呼吸困难、控制症状、减少恶化、优化运动功能、减少医疗费用并改善COPD患者的生活质量[223,224]。关于肺部康复的更多信息可以从https://www.ipcrg.org/PR查询获取。

　　对于生活在农村或偏远地区的患者，医护人员可能会建议患者使用固定自行车或步行运动进行家庭训练作为康复训练计划的代替选择[9]。

6.5　呼吸困难的非药物管理

　　慢性呼吸困难是COPD患者最常见且难以控制的症状。慢性呼吸困难影响患者生活的各个方面，降低了患者的生活质量。虽然这种症状通常是由慢性肺部疾病引起的，但也有其他潜在的诱因，如肥胖、心脏病、感染和声带功能障碍等。呼吸困难也可能与患者的感觉反应有关，就像自身思想够调控呼吸和身体运动一样。CRDs患者应减少所有与呼吸困难有关的消极想法，并努力控制焦虑和情绪低落出现，因为这样做能够提高治疗的依从性[159,225]。关于慢性呼吸困难的更多信息可以从https://treatabletraits.org.au/resources/chronic-breathlessness-syndrome-pdf/查询获取。

　　在控制呼吸困难方面，戒烟和药物治疗是最有效的方法。对于那些因呼吸困难而活动受限的人来说，肺部康复有益于缓解呼吸困难，这对个人和社区都有积极的影响，因为肺部康复已经被证明有助于缓解呼吸困难、减少疲劳、防止身体机能下降和残疾、改善患者的情绪和控制病情[8,224,225]。

　　放松技巧、抿唇呼吸、用手持风扇或凉爽的绒布进行面部冷却、认知行为疗法、正念呼吸、针灸和积极心理学都可以有效缓解呼吸困难[159]。这些技术都属于整体管理，给COPD患者带来控制感和信心，减少焦虑和抑郁，提高自我管理效能[159]。为帮助患者提升对于呼吸知识的了解，IPCRG制作了一个视频：我们如何呼吸。

7 CRDs 的药物管理

有许多药物可用于治疗CRDs；然而，这些药物在世界各地的可用性和可负担性有所不同。哮喘和COPD的治疗包括使用吸入性糖皮质激素（ICS）和支气管舒张剂。在哮喘中，长效 β_2 受体激动剂（LABAs）和长效毒蕈碱拮抗剂（LAMA）必须在使用吸入性糖皮质激素（ICS）的情况下使用；在COPD患者中，应该优先使用 LABAs 和（或）LAMAs，而不是ICS进行治疗[226]。本章概述了用于治疗哮喘和COPD的主要药物。

7.1 哮喘的药物治疗

在选择哮喘的药物治疗时，必须考虑以下原则[227]。

- 哮喘药物可分为两类：控制药物，用于长期控制疾病；缓解药物，用于急救，旨在治疗哮喘急性发作（急性治疗）[8,228]。
- 吸入剂型可以输送药物到呼吸道局部，而且与全身剂型相比，吸入剂型的剂量更小、作用更快、不良反应更少，因此，吸入剂型的使用特别重要。
- 吸入装置的选择，应考虑到患者的特征和喜好。应向患者提供关于正确使用吸入装置的教育，以改善患者依从性并提高治疗成功的可能性。
- 成人和青少年的哮喘不应单独使用短效 β_2 受体激动剂（SABA）治疗，因为使用 SABA 单药治疗可能会导致 SABA 的过度使用和过度依赖[8]。
- 难治性哮喘的治疗包括：使用抗炎药物（吸入性糖皮质激素）的长期维持治疗和使用长效 β_2 受体激动剂（LABA）的对症治疗。

- 根据哮喘控制情况来调整吸入性抗炎药和支气管舒张剂的组合。
- 起始治疗的剂量取决于哮喘的严重程度。最开始，应该是最大的剂量，以达到快速控制症状的目的。随着症状得到控制，可以减少剂量。
- 治疗应在疾病的最早阶段开始；这种治疗应根据疾病的严重程度分阶段进行，并应每 3~6 个月进行一次随访复查[8]。
- 当症状得到良好控制时，可以每隔 3 个月进行一次降级治疗。ICS 的剂量应每个间隔期递减 25%~50%，直到达到维持哮喘控制的最低 ICS 剂量[8]。
- 患者常错误地认为，被诊断为轻度哮喘意味着自己没有风险，不需要吸入控制药物治疗。因此，GINA 建议避免使用"轻度哮喘"这一术语，如果使用这一术语，应强调不经常出现症状的患者仍有可能出现严重或致命的急性发作，这种风险在接受 ICS 的治疗中会大大降低[8]。

有关哮喘的主要药物治疗方案的更多信息见图 4 和表 10。

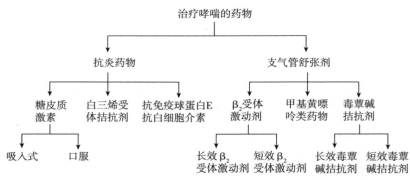

图 4　哮喘的药物治疗

表10 用于哮喘的治疗类别

治疗类别	最常见的药物	主要特点	主要的不良反应	药师干预/考虑因素	联合治疗
吸入糖皮质激素（ICS）	倍氯米松，布地奈德，氟替卡松，环索奈德，糖酸莫米松和丙酸氟尼缩松	初始控制药物治疗	最常见的不良反应包括口咽部念珠菌病、发音困难或喉咙刺激 [8, 43]	为预防口腔的不良反应，药师应建议患者在使用ICS后用水漱口。药师还应建议哮喘患者戒烟，因为吸烟会降低ICS的效果，并损害呼吸功能 [43]	增加ICS的剂量有助于缓解严重的急性发作。但是，如果剂量与超过了高剂量，就不太可能达到剂量成正比的进一步效果，不良反应的风险也会增加。因此，建议与ICS以外的一种或多种药物联用，而不是简单地增加ICS的剂量 [43]
吸入式短效β₂受体激动剂（SABAs）	沙丁胺醇，左旋沙丁胺醇和特布他林	SABA与β₂受体结合后发挥舒张小肌肉的作用。这类药物是快速起效的支气管舒张剂，通常在病情发作的情况下作为缓解剂使用 [43]	最常见的不良反应包括震颤、心悸和心动过速 [43]	随着SABA使用量的增加，严重不良事件和死亡的风险也逐渐增加 [8]。见第8.3.3	对于那些症状不频繁且持续时间短的患者，SABAs是唯一一推荐的治疗方法 [226]
吸入式长效β₂受体激动剂（LABAs）	福莫特罗，沙美特罗和维兰特罗	LABA与β₂受体结合后发挥舒张小肌肉的作用。这类药物是老年人支气管舒张剂的首选 [43]	最常见的不良反应包括震颤、心悸和心动过速 [43]	对于患有缺血性心脏病、甲状腺功能亢进或糖尿病的患者，应慎用LABAs [43]	GINA建议，当单独使用小剂量ICS不能达到预期效果时，可在常规ICS上加用LABAs [8]。ICS和LABAs的联合吸入比单独使用单药治疗更有效 [8]
短效毒蕈碱胆碱拮抗剂（SAMAs）	异丙托溴铵	SAMAs主要通过阻断乙酰胆碱的支气管收缩作用而发挥的支气管舒张作用。这类药物的作用时间为6~8小时 [9]	不良反应包括口干、便秘和咳嗽 [129]		

续表

治疗类别	最常见的药物	主要特点	主要的不良反应	药师干预/考虑因素	联合治疗
长效毒蕈碱拮抗剂（LAMAs）	噻托溴铵、乌美溴铵和阿地溴铵	LAMAs用于有病情发作史的成年患者；但支持这一用途的证据稍并不充分[226]。主要用于COPD	最常见的不良反应包括震颤、心悸和心动过速。患者还可能出现恶心、吞咽困难和排尿困难[230]	有严重心脏病的患者需要谨慎用药。闭角型青光眼或良性前列腺增生症伴有排尿困难的患者禁用LAMA[43]	ICS和LAMAs的联合吸入对于LAMAs的有效治疗对哮喘患者是必不可少的。LAMAs单药治疗对哮喘患者并不安全。单独接受LAMAs的患者发生严重急性发作的风险增加[8]
口服茶碱	茶碱	不建议经常使用茶碱。缓释茶碱对哮喘的疗效较弱，常发生不良反应，剂量大时可能危及生命。只有在其他治疗方法对成年患者无效的情况下才推荐使用[8]	不良反应包括胃食管反流、恶心和呕吐、腹泻、心悸、心动过速和心律失常。患者还可能出现抽搐、头痛和睡眠问题[8,230]	茶碱有很高的药物相互作用的可能性。与吸烟也有明显的相互作用，所以如果一个人戒烟或开始吸烟，就需要定期监测	
口服激素（OCS）	泼尼松龙和泼尼松	口服激素可用于经吸入控制/预防初始治疗末能达到控制的成人严重哮喘患者[8,226]	经常出现的不良反应包括睡眠障碍、食欲增加和情绪变化[8]	建议短时间内间歇性地使用OCS，随后使用大剂量的ICS。由于可能出现肾上腺功能不全，从长期服用OCS转为服用大剂量ICS时应谨慎[43]	这类药物用于长期控制药物ICS的补充[43]

续表

治疗类别	最常见的药物	主要特点	主要的不良反应	药师干预/考虑因素	联合治疗
口服白三烯受体拮抗剂(LTRA)	孟鲁司特、扎鲁司特和齐留通	LTRAs促进支气管舒张并抑制气道炎症。这类药物通过阻断在气道炎症中起作用的白三烯的作用而发挥作用	LTRAs通常是安全的，但可能的不良反应包括胃肠道和睡眠问题[43]。但是最近美国FDA发出警示，使用白三烯拮抗剂时要注意出现精神症状的不良反应[387]	药师应关注安全性，因为上市后的监测报告中提到了自杀问题	LTRAs的效果不如ICS的效果好。LTRAs主要与ICS或ICS/LABA同时使用，以达到和维持哮喘控制[226]。LTRAs可以单独用于不愿意或不能使用ICS的患者[43]
非糖皮质类抗炎药	奈多罗米钠和色甘酸钠	该类药物的功效很低，在一些国家，如澳大利亚，已经停止使用[226]			
抗免疫球蛋白E(抗IgE)	奥马珠单抗	控制IgE介导的反应和抑制哮喘症状的生物制剂[43]。奥马珠单抗适用于严重未受控制的过敏性哮喘患者	抗IgE单克隆抗体使用的安全性良好，最常见的不良反应包括注射部位反应、头痛和易怒[43]。但也有个别报道，注射后出现严重过敏反应[387]	药师应关注有个别报道注射后出现严重过敏反应，因此该药应在具备抢救过敏性休克的相关医疗机构进行注射，注射人员必须要经过专业培训[387]	

续表

治疗类别	最常见的药物	主要特点	主要的不良反应	药师干预/考虑因素	联合治疗
抗白细胞介素：抗IL-5、抗IL-5R和抗IL-4R	抗IL-5：美泊利单抗；抗IL-5R：本瑞利珠单抗和瑞替珠单抗；抗IL4R：度普利尤单抗	抗IL-5R是一种生物制剂，可抑制嗜酸性粒细胞的增殖、分化、侵袭、活化和生存，并最终抑制哮喘症状的发展。皮下注射的美泊利单抗或静脉注射的瑞替珠单抗适用于严重的嗜酸性粒细胞性哮喘患者[226]。抗IL4R是一种生物制剂，可抑制IL-4/IL-13介导的哮喘症状	主要的不良反应是注射部位疼痛和肿胀[43]		
胸腺间质淋巴细胞生成素（TSLP）阻断剂	特泽普单抗（Tezepelumab）	TSLP阻断剂是一种新型人类单克隆抗体，具有阻断TSLP的作用。TSLP是一种上皮细胞因子，已被认为在与严重哮喘相关的气道炎症的启动和持续中具有重要作用			

7.2 COPD 的药物治疗

药物治疗的目的是减轻症状，减少急性发作的频率和严重程度，以及提高患者的运动耐力和改善整体健康。在选择COPD的药物治疗时，必须考虑以下原则。

初始药物治疗[9,226]原则如下。

- 药物治疗的开始应基于对气流限制和症状的评估。对于初始药物治疗，要确定主要的可治疗特征——呼吸困难或病情加重。
- 应给予抢救性短效支气管舒张剂以缓解症状。
- 吸入装置应根据患者的喜好进行个性化定制、开具和配药。
- 应强调正确吸入技术的重要性[9]。
- 在开始使用 ICS 之前，应权衡其风险和益处。

用于后续的药物治疗管理[9]原则如下。

- 应该对症状和病情加重的风险进行审查。
- 在得出治疗不充分的结论之前，优化吸入装置的选择和评估吸入技术是至关重要的。
- 应评估患者对吸入装置使用的依从性。
- 在评估了症状和吸入装置的依从性和吸入技术后，应考虑升级或降级药物治疗。
- IPCRG COPD 正确管理循环是一个快速帮助选择处方的工具。该工具的 A 面能够帮助那些知道 COPD 患者需要吸入药物但不确定选择哪种药物的医护人员（图 5）。

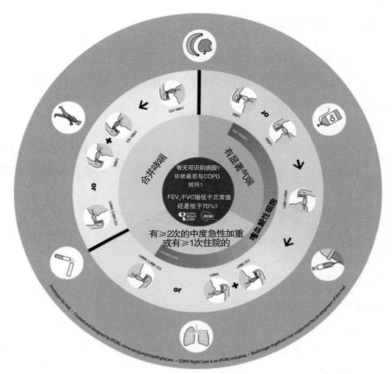

图5 COPD正确管理循环，A面
图片经IPCRG的许可转载

以呼吸困难为主要症状（持续的呼吸困难或运动受限）时，原则如下。

- 使用长效支气管舒张剂单药治疗的患者，可建议改用两种支气管舒张剂[9]。
- 可以建议已经接受 LABA/ICS 治疗的患者增加 LAMA，逐步升级为三联疗法。
- ICS 适用于使用 LABA 和 LAMA 治疗后仍出现病情加重的 COPD 患者[9, 231]。

用于COPD的主要治疗方案见表11。

表11 用于慢阻肺病的药物类别

治疗类别	最常见的药物	主要特点	主要的不良反应	药师干预/考虑因素	组合式
吸入式短效β₂受体激动剂（SABAs）	沙丁胺醇和左旋沙丁胺醇	快速起效。SABAs主要通过舒张气道平滑肌，刺激β₂肾上腺素能受体而发挥作用。其作用时间为4~6小时。[9]	静止性的窦性心动过速。较高剂量的β₂受体激动剂可能引起严重的躯体震颤。[9]	通过雾化装置增加β₂受体激动剂的剂量对急性发作有好处，但对稳定期的COPD没有好处。[9]	与增加单一支气管舒张剂的剂量相比，联合使用不同的支气管舒张剂可能会提高作用程度，同时降低不良反应的发生风险。[9]
吸入式长效β₂受体激动剂（LABAs）	福莫特罗，茚达特罗、沙美特罗、奥达特罗和维兰特罗	LABAs主要通过舒张气道平滑肌，刺激β₂肾上腺素能受体而发挥作用，其作用时长可维持12~24小时。福莫特罗和沙美特罗是每天两次的LABA。因达特罗、奥达特罗和维兰特罗是每日1次的LABA[9]	静息性的窦性心动过速。较高剂量的β₂受体激动剂可能引起严重的躯体震颤。[9]	通过雾化装置增加β₂受体激动剂的剂量对急性发作有好处，但对稳定期的COPD没有好处[9]	与增加单一支气管舒张剂的剂量相比，联合使用不同的支气管舒张剂可能会提高作用程度，同时降低不良反应的发生风险。[9]
短效毒蕈碱拮抗剂（SAMA）	异丙托溴铵	SAMAs主要通过阻断乙酰胆碱的支气管收缩作用而发挥作用，其作用时间为6~8小时。[9]	不良反应包括口干，便秘和咳嗽[229]		
长效毒蕈碱拮抗剂（LAMA）	阿地溴铵、格隆溴铵、噻托溴铵和乌美溴铵	LAMAs主要通过阻断乙酰胆碱的支气管收缩作用而发挥作用，其作用通常维持12~24小时[9]	口干[9]		

治疗类别	最常见的药物	主要特点	主要的不良反应	药师干预/考虑因素	组合式
吸入性糖皮质激素（ICS）	倍氯米松、布地奈德、氟替卡松和环索奈德	在COPD患者中，ICS的应用主要是针对那些频繁发作和嗜酸性粒细胞增症（例如血液嗜酸性粒细胞升高）的患者。药物的使用需要与所设计的风险相平衡[226]	最常见的不良反应包括口咽部念珠菌病、发音困难或咽喉刺激症[9]。肺炎是一种不太常见但比较严重的不良反应	为防止口腔不良反应，药师应建议患者在使用ICS后用水漱口。药师还应建议COPD患者戒烟，因为吸烟会降低ICS的效果并损害呼吸功能[43]	不推荐在单药治疗中使用ICS。ICS与LABA和LAMA联合使用有较好效果。已发现ICS/LAMA/LABA的三联疗法与单独的LAMA或ICS/LABA组合相比，可以改善肺功能、症状和病情恶化[226]
磷酸二酯酶4（PDE4）抑制剂	罗氟司特和西洛司特	PDE4抑制剂可减少患有慢性支气管炎、严重至极严重的COPD和加重史的患者中的加重[226]	与其他COPD药物相比，不良反应较多：腹泻、恶心、食欲下降、体重减轻、腹痛、睡眠障碍和头痛[9]	药师应强调并建议在使用PDE4抑制剂治疗时进行体重监测（避免在体重不足的患者中使用罗氟司特）[9]	在长效支气管舒张剂治疗中加入PDE4抑制剂可改善肺功能[9]
甲基黄嘌呤类药物	氨茶碱（溶液）和茶碱（口服）	氨茶碱（溶液）和茶碱（口服）的作用时间都长达24小时，作为非选择性的PDE抑制剂发挥作用。由于甲基黄嘌呤的作用机制尚未明确，其使用仍有争议[9]	毒性作用，因为甲基黄嘌呤的治疗窗很窄，只有在给予接近毒性的剂量时才会出现较好的疗效。头痛、失眠、恶心、胃灼热和心悸、由心房和室性心律失常引起[9]	药师应注意该药物与红霉素、某些喹诺酮类抗菌药物（环丙沙星）、别嘌呤醇、西咪替丁、5-羟色胺摄取抑制剂（氟伏沙明）和5-脂氧酶抑制剂齐留通等常用药物的明显相互作用[9]。茶碱有很高的药物相互作用的可能性。同时与吸烟有明显的相互作用，所以如果一个人停止或开始吸烟，就需要定期监测	在LABA（特别是沙美特罗）中加入茶碱，比单独使用沙美特罗更能改善呼吸困难[9]

7.2.1　抗生素、黏液溶解剂和抗氧化剂

除了表11中提到的治疗药物外，抗生素和抗氧化剂也可以减少COPD患者的病情恶化并改善健康状况。表11还显示，抗生素、黏液溶解剂和抗氧化剂可以减少COPD患者的病情恶化并改善健康状况。根据GOLD报告，使用大环内酯类药物阿奇霉素或红霉素对能够减少一年内的恶化频率。但没有数据证明这些抗生素能够预防使用大环内酯类药物治疗一年后的COPD病情恶化的有效性或安全性[9]。

使用黏液溶解剂和抗氧化剂（如羧甲司坦和N–乙酰半胱氨酸）治疗可能会减少病情的恶化频率，并适度改善健康状况。相反，厄多司坦可能对改善轻度症状恶化有明显的效果[9]。

7.2.2　氧疗

氧气是用来改善低氧血症的。接受氧疗能够改善COPD患者症状，主要体现在改善低氧血症及后遗症、运动能力、减少呼吸困难和生活质量方面[232,233]。有研究表明，对慢性呼吸衰竭患者长期给氧（每天超过15小时）有助于改善严重静息低氧血症患者的死亡率或患病率。然而，没有证据表明氧气能提高呼吸困难但不缺氧的人的存活率[9,225]。稳定COPD患者或静息及运动引起的中度低饱和度患者不应常规使用氧疗[225]。

8 优化用药

8.1 CRDs 患者的用药管理

8.1.1 优化用药管理的重要性

优化药物管理对于CRDs患者控制症状和降低病情恶化的风险至关重要。药物管理是指监测药物使用的过程,以确保患者按照指导服药(依从性),以达到预期的治疗效果(疗效)并减少任何潜在的危害和不良反应(安全性)[234]。用于管理和长期控制哮喘和COPD的药物主要是吸入制剂,如吸入性糖皮质激素(哮喘治疗的基石)和用于COPD管理的毒蕈碱拮抗剂。因此,正确的吸入技术仍然是优化CRDs治疗结果的关键。除了正确的吸入技术外,在管理CRDs使用的药物时,药物的依从性和可负担性也是需要考虑的因素。

从根本上说,用药管理应该通过确保实现五个"正确"来减少错误和伤害:正确的患者、正确的药物、正确的剂量、正确的途径和正确的时间[235]。反复的用药管理过程应包括药品核对(核对所有药品,审查医疗条件和合并症)以及优化用药方案[234]。

8.1.2 药师在用药管理中的作用

药师作为以人为本的医疗团队的一部分,在CRDs患者管理药物方面可以很好地发挥协作作用。药师拥有药物治疗方面的临床专业知识,可以教育患者正确的用药技巧,优化药物使用,促进药物依从性,处理和解决与药物有关的问题,并尽量减少不良事件的发生。具体来说,社区药师能够在社区帮助CRDs患者,不仅仅是配发处方药,还可以提供与药物有关的教育,并直接参与药物管理。例如，在葡萄牙进行的INspira群组随机对照试验，涉及由社区药师主导的关于吸入器技术、用药依从性和治疗目标的教育干预，导致哮喘或COPD患者中正确使用吸入器的比例明显增加[236]。此外，患者很容易接触到社区药师，而且药师往往是CRDs患者治疗的第一站[237]。这为社区药师提供了一个能够与患者建立良好关系的机会，药师能够提供处方复查和推荐个体化的治疗方法，提供正确使用吸入器和药物的教育，鼓励其坚持用药，并贯彻书面计划进行跟踪[55]。

正确和适当地使用吸入器对于维持CRDs的控制和降低病情恶化的风险仍然是至关重要的。虽然在许多地区，药师没有处方权，但能够从事患者教育和行为改变，改善药物的使用和用药依从性。在日本一家三甲医院的药师－肺科医生合作管理诊所中，药师与医生合作，推荐吸入装置的选择，随后为COPD患者提供咨询[238]。在这项队列研究的26周期间，平均最低FEV_1提高了0.39L（95%置信区间：0.26～0.49，$P < 0.001$）[238]。对12项关于药师主导的药物管理干预研究的荟萃分析发现，在药物依从性（RR 1.34，95%置信区间：1.18～1.53）和吸入技术（RR 1.85，95%置信区间：1.57～2.17）方面都有明显的改善[57]。显而易见，药师可以与医生和初级保健团队合作，为CRDs患者管理药物。

8.1.3 哮喘患儿的用药管理

哮喘是儿童中最常见的慢性疾病，特别是在中低收入国家（LMICs），哮喘的患病率较高且不断上升[239]。适当的用药管理，确保患者的用药依从性，从而达到最佳的哮喘控制效果，这对于降低患病率和死亡率至关重要。然而，改善儿童的用药依从性是较难的[240]。医护人员应该对患者的家庭成员和看护人进行有关哮喘和吸入器技术的教育，以确保儿童药物使用最佳。通过对突尼斯82个家庭的随机对照试验评估的家庭赋权教育干预措施发现，干预措施能够明显改善哮喘症状控制和吸入器技术[241]。现代技术也可以被用来帮助药师监测儿童的吸入器使用，如使用智能手机应用程序来跟踪吸入器的使用情况并提供奖励和提醒，以改善用药依从性[242]。

8.1.4　COPD 患者的用药管理

患有COPD的人，尤其是老年人，往往还患有其他慢性病，如心血管疾病[243]。患有多种合并症的人可能意味着其用药负担很大，而且可能存在多药联用情况，这就需要对药物的使用进行优化管理。多药治疗通常被定义为同时使用五种以上的药物，这会提高不良事件的发生风险，还可能会导致住院次数增加、生活质量恶化和死亡[244,245]。无法进行较好管理药物的原因包括有缺乏药物知识、健康素质差、误解和经济困难是充分管理多药治疗的一些既定障碍[246]。因此，药师可以在多药治疗方案优化和提高临床及健康效果方面发挥作用。

8.2　提高药物接受度和依从性

8.2.1　依从性低的普遍性和影响

一旦CRDs患者的药物供应有了保障，就应该尽一切努力帮助患者充分利用药物，这是药师的一项重要职责。药师是在患者开始药物治疗之前最后一个与患者有所接触的人。因此重要的是，药师应教导并确保患者能够接受坚持用药，以发挥药物最佳效果。事实上，虽然临床试验表明哮喘/COPD药物在受控环境和特定人群中有较好的疗效，但在日常用药过程中的实际效果可能有所不同[247]。

值得注意的是，无法坚持呼吸道用药的现象非常普遍，因此药师在调剂时需要持续关注。世界卫生组织估计，在全球范围内，约有50%的慢性病患者不服药或无法正确服药[248]。由于吸入式给药途径的复杂性、频繁的合并症和多变的症状，哮喘/COPD患者的坚持用药率可能更低。虽然口服和生物制剂药物的依从性通常高于吸入药物，但仍能够进一步改进[249,250]。对于哮喘或COPD患者来说，无法坚持用药与症状控制不佳、入院次数增多、工作效率降低、经济负担加重和死亡率升高有关[251-253]。

与依从性低相关的因素可能与患者（如合并症、信仰、社会经济状况）、药物（如不良反应、给药类型、摄入方案）或医疗系统（如与医疗专业人员的关系、接受指导、报销和管理的连续性）有关[254]。因此，管理依从性低的患者不能用一刀切的方式。事实上，这是一个具有挑战性的过程，需要适当了解患者的实际依从性、低依从的可能原因，并提供适合患者的干预措施。

8.2.2 用药依从性的测量

目前，衡量和表征患者依从性的方法有很多种，每种方法都有其优势和局限性。日常工作中最常用的衡量用药依从性的方法是通过自发报告的调查问卷。这是一种廉价、快速和简单的方法，但这也是主观的，因为经常容易出现社会上理想的答案以及由于患者记忆偏差而导致对低依从性的报告不足[255]。即使如此，调查问卷还是提供了深入了解患者低依从性原因的机会，并且可以抓住这个机会进一步深入评估的信号。

药师除了可以利用电子配药记录和数据药师外，还可以审查配药频率，以此作为患者依从性的标志。通过配药记录，可以确定患者的药物持有率或覆盖天数的比例。这是对依从性的客观衡量标准，但这种方法不是特别详细，也不能保证实际（正确）的摄入量[256]。

更具侵入性的测量方法包括使用生物分析法评估血液、尿液或头发等体液或组织中的药物暴露情况[257,258]。这些类型的测量可以对药物摄入量进行更准确的评估，也是最客观的。然而，除了后者之外，这些测量方法只能反映过去一到两天的依从性情况，而且因为患者知道自己将被评估，容易出现"白大褂"依从性结果。吸入性糖皮质激素的依从性可以通过测量呼出的一氧化氮分数来间接地监测[259]。然而，这些生物分析措施是侵入性的，完全不利于患者。此外，所有的措施都需要实验室设备，而社区药房往往无法提供或负担得起。

一种新兴的客观测量选择是使用数字吸入装置。虽然有些只在临床试验环境中使用，但数字吸入装置在日常实践中的使用越来越多。数字吸入装置可以测量随着时间地推移吸入器效果的准确时刻，而且大多数都与智能手机应用程序相连，可以对依从性情况进行概述，有时还与患者是否暴露于危险因素和症状的出现有关。一些更先进的设备还可以评估吸入器技术，并在剂量不准确时发出提醒[260]。当前大量数字吸入器和应用程序正在开发，但是只有解决数据整合、隐私和报销等问题，才能在全球范围内更广泛地使用[261]。最后，这些数字方法是识别和评估依从性的黄金标准，但需要与更多的定性方法相结合，以确定低依从性的原因。

8.2.3 低依从性的原因

低依从性的原因是多种多样的，可以是有意的、无意的或者是两者的结合。WHO将不依从分为三种行为类型，即不稳定的、有意的和无意的[248]。不稳定的低依从性是非故意的，根本原因是忙碌或紧张的生活方式造成的遗忘和漏服。有意的低依从是一种故意的，是由于患者有意识地或合理地决定改变剂量或根本不服药。原因包括经历或担心不良反应，不觉得有必要服药（例如，没有生病或感觉不舒服），不信任医护人员或自身经济原因。最后，无意的低依从性是非故意的，患者不知道自身依从性是低的。这种类型的低依从性的定义是患者比规定的时间更多或更少地服用药物，错误使用药物或吸入器，或不正确地服用药物（例如，吸入器技术不理想）。

低依从性的原因可以在药房的临床咨询过程中通过使用几种有效的问卷中得到结构性的审查结果。一般是使用广泛的药物依从性问卷，包括药物依从性评分表和药物信念问卷[262]。此外，呼吸系统专用的问卷是吸入器依从性测试（从www.taitest.com中可免费获得多国语言版本）[263]。值得注意的是，后者的调查问卷包括针对患者的10个问题和针对医护人员的2个问题，并包括WHO的三种低依从性等级。随附的TAI调查问卷可基于患者的回答选择针对性提高依从性干预措施[264]。事实证明，药师通过使用TAI调查问卷有效地提高了哮喘患者的依从性、哮喘控制和肺功能[265]。

8.2.4　提高依从性的干预措施

鉴于低依从性的原因很多，提高依从性需要为患者量身定制干预措施。虽然没有一项试验采用了这种完全个性化的方法，但研究已经得出了许多原因。从理论上讲，对于那些不稳定的低依从性的患者，将用药提醒和药物摄入与患者的日常习惯联系起来似乎是最合适的解决方法[248,2664]。事实上，用药提醒已被证明能有效地提高哮喘儿童的依从性并降低缓解药物的使用[266]。最近的一项研究表明，数字干预措施，如使用电子监测设备和短信服务，可能会改善哮喘患者对控制性药物的依从性[267]。故意的低依从性患者若能改变行为认识，能得到获益会更多，相应的解决对策包括共同决策和动机访谈[268]。最后，无意的低依从性的患者需要教育和自我管理干预，包括如何使用吸入器的结构化培训（见8.4.1）.

虽然这些单一的策略可能对亚群的患者有帮助，但药师的干预方案往往采取更复杂和全面的方法，包括多种因素。最大的以社区药房为基础的临床试验之一是PHARMACOP研究，该研究涉及比利时的700多名COPD患者。该方案包括患者两次到药房接受结构化的COPD疾病教育、戒烟帮助、对药物依从性的反馈以及提供吸入器使用指导。3个月后，患者的依从性提高了约10%，而且入院率也有明显下降，这是一个有效的、具有成本效益的方法[269,270]。新的提高依从性的策略包括使用数字吸入器来监测患者的日常吸入器使用情况，并根据个人使用模式提供有针对性的反馈意见。在爱尔兰，药师应用了这一策略，明显改善了哮喘和COPD患者的依从性和生活质量[271]。一项研究的荟萃分析总结并证实了药师干预对改善哮喘患者依从性的有利影响[272]。

8.3　评估和解决与药品有关的问题

与药物有关的问题被定义为"因使用某种药物而引起的事件或情况，这种事件或情况已经或可能影响到医疗保健的最佳结果"，这包括疗效和安全性[273]。药品相关问题除了对临床结果和健康产生不利影响外，还与医疗服务的使用和住院人数的增加有关，这对CRDs患者来说是一个巨大的经济负担[274]。因此，尽早发现和解决与药物有关的问题对于确保治疗的有效性和药物使用的安全性至关重要。

药师在解决与药物有关的问题方面发挥着重要作用，如药物相互作用、不恰当的治疗方案和不良反应。在解决药物相关问题的同时，还应该对患者进行药物使用方面的教育，并与患者的主治医生进行沟通。这需要通过跨专业的合作来实现，即以患者为中心，以患者和医疗团队之间的共同决策为基础进行管理。

在解决药物相关问题和优化临床疗效方面，药师主导的合作干预措施已显示出良好的效果[275]。例如，由临床药师对患有心血管疾病的老年人进行药物使用优化，包括审查与药物有关的问题、潜在的药物相互作用和潜在的不适当的药物使用，从而减少不良事件，提高了治疗的依从性[276]。一个由药师领导的诊所专注于哮喘知识和吸入器的使用以及哮喘患者的依从性，这使得药物治疗的依从性得到了明显的改善[277]。另一项在荷兰进行的由临床药师和全科医生合作的研究共同解决与药物有关的问题，结果是减少了与药物相关的住院次数[278]。综上所述，这些研究表明，在评估和解决与药物有关的问题方面，药师作为合作管理团队的一部分是至关重要的。然而，对药物或治疗方案的任何改变都应该清楚地记录下来，并告知医疗团队中的所有利益相关者，包括患者。

社区药师通常是CRDs患者的第一站，可以为患者提供药物和疾病方面的建议。社区药师也有能力与CRDs患者建立良好的关系，患者可能需要定期得到关于使用药物和吸入器技术的建议。然而，在许多国家，这种直接照顾患者的活动是不能报销的。

8.3.1　药物相互作用和不良反应

药品的相互作用和不良反应会导致出现与药品有关的问题，包括降低用药依从性和治疗的安全性[226]。在CRDs中使用的药物的主要相互作用和不良反应的例子见表12。

表12 用于治疗CRDs的药物的相互作用和不良反应

医学类	实例	适应证	药品的相互作用	不良反应
短效β₂受体激动剂（SABA）	沙丁胺醇、特布他林和左旋沙丁胺醇	哮喘、COPD	β-受体阻滞剂	震颤和心动过速，通常与过度使用吸入器有关
长效β₂受体激动剂（LABA）	福莫特罗、沙美特罗、维兰特罗和茚达特罗	哮喘、COPD	β-受体阻滞剂	震颤、心动过速、心悸、头痛
短效毒蕈碱拮抗剂（SAMA）	异丙托溴铵	COPD	β-受体阻滞剂	口渴症、苦味
长效毒蕈碱拮抗剂（LAMA）	阿克利溴铵、噻托溴铵、格隆溴铵和芜地溴铵	COPD	β-受体阻滞剂	厌食症、便秘和尿潴留
吸入性糖皮质激素（ICS）	布地奈德、倍氯米松、环索奈德和莫米松	哮喘、COPD	β-受体阻滞剂	口咽部念珠菌病、发声困难、声音嘶哑
口服皮质激素	泼尼松龙、甲泼尼松龙和氢化可的松	哮喘、COPD	氟喹诺酮类、唑类、非甾体抗炎药	骨质疏松症、白内障、青光眼、高血压、下丘脑—垂体—肾上腺轴抑制、皮肤变薄、糖尿病、体重增加、失眠
抗IgE	奥马珠单抗	哮喘		注射部位反应、荨麻疹、瘙痒症
IL-5受体拮抗剂	美泊利单抗、贝伐珠单抗和瑞利珠单抗	哮喘		注射部位反应、肌痛、头痛
IL-4受体拮抗剂	度普利尤单抗	哮喘		注射部位反应、一过性的血液嗜酸性粒细胞增多

续表

医学类	实例	适应证	药品的相互作用	不良反应
白三烯调节剂	孟鲁司特	哮喘	苯妥英、华法林、卡马西平	头痛、感冒样症状、中耳炎、疲劳
甲基黄嘌呤类药物	茶碱	哮喘、COPD	利福平、苯妥英、卡马西平、苯巴比妥、大环内酯类、喹诺酮类、利奈唑胺。与吸烟也有明显的相互作用，所以如果一个人停止或开始吸烟，就需要定期监测。	恶心、呕吐、头痛、腹泻、癫痫发作、厌食
PDE-4抑制剂	罗氟司特	COPD	利福平、苯妥英、克拉霉素	腹泻、恶心、食欲下降、体重减轻、腹痛、睡眠障碍、头痛
非糖皮质类抗炎药	色甘酸钠和奈多罗米钠	哮喘、COPD		咳嗽、喉咙发炎、头痛、恶心

8.3.2　治疗性药物监测

治疗性药物监测（TMM）能够根据药物的血液浓度调整药物剂量以优化治疗效果[279]。TMM用于个性化治疗不仅可以优化临床结果，还可以评估用药的依从性[279]。TMM已被应用于评估茶碱、吸入性和口服皮质激素药物的依从性[280]。最近，有人提出利用TMM对重度哮喘的患者进行个体化奥马珠单抗治疗[279]。

对于治疗范围较窄的药物应进行TMM，茶碱就是这样一个例子。口服茶碱，药物浓度需要5天左右才能达到稳定状态，最初应在每次服药后4~6小时取样，然后在每次更换药物后间隔3天取样。大多数人血清中茶碱的目标治疗范围是10~20μg/L，但一些患者在5~15μg/L的较低水平仍然患者有效。对于一些患者，包括老年患者、肝功能受损者和心力衰竭患者，可以考虑降低剂量[281]。

8.3.3　过度依赖吸入式短效 β_2 受体激动剂

过度使用而导致的过度依赖吸入式短效 β_2 受体激动剂（SABA）与病情加重和死亡的风险增加有关。[282]对吸入性SABAs的过度依赖也意味着患者的哮喘控制不佳和健康状况不佳[282]。SABAs不能治疗哮喘的潜在炎症，过度依赖SABAs可能与ICS的依从性差有关[282]。GINA强调轻度哮喘使用吸入性糖皮质激素治疗的重要性，特别是在以ICS-福莫特罗作为控制剂和缓解剂的初始治疗，而不是单独使用SABA的患者。值得注意的是，有研究发现每年接受3瓶或更多的SABA与急诊就诊的风险增加有关，而每年接受12瓶或更多的SABA与死亡风险增加有关[8]。例如，在瑞典的哮喘患者中，使用较高剂量的SABA与死亡风险的递增有关［每年3~5罐：危险比（HR）1.26，95%置信区间1.14~1.39；而在每年11罐或更多的患者中发现HR为2.35，95%置信区间2.02~2.72］[282]。此外，患者对SABA的过度依赖导致了巨大的经济负担。在西班牙的哮喘患者中，过度依赖SABA与较高的医疗费用有关（SABA推荐使用，1,916欧元 vs SABA过度使用，5,702欧元，$P < 0.001$）[283]。

对SABA的过度依赖意味着哮喘控制不佳，这可能源于ICS维持治疗的依从性差或使用不足[284]。患者ICS使用依从性低的一个重要原因是患者的心理上不愿意使用慢性药物[284]。对皮质激素存在误解和认为ICS只应该在症状恶化时使用，是ICS依从性差的其他原因[284]。ICS依从性差可能会导致哮喘控制不佳，需要使用SABAs来缓解症状[284]。SABA能够快速缓解症状和保持日常活动能力，使患者对SABA吸入剂产生了依赖性和情感依赖[284]。在资源不足的环境中，ICS的使用不足也可能是由于使用ICS的自付费用较高，开具处方者未参加培训、缺少能力以及公立医院没有ICS药物。在资源不足环境下，许多社会经济地位较低的哮喘患者会去公立医院就诊，因为那里的治疗是免费或低价的。然而，在公立医院，ICS是无法被开具的，开具处方者倾向于开具口服药[285]。药师应积极教育患者坚持ICS治疗的重要性以及与ICS使用不足会出现的相关问题，并解释过度依赖SABAs的影响和风险。

IPCRG已经试行了"哮喘正确护理"的社会运动，以改善哮喘的管理，特别是消除哮喘管理中有效干预措施的过度使用或使用不足[286]。正确哮喘护理的目的是通过审查临床治疗情况，使治疗与指南保持一致以倡导改善哮喘管理，并在政策层面上推动变革。正确的管理方式、开展社会运动、引起大规模的变化和吸引追随者是哮喘正确护理的基本原则[286]。其中一个关键且需要优先解决的问题是患者对SABA的过度依赖，可通过吸引和说服相关的利益相关者（患者、开具处方者、药师）来解决。

正确的护理是以证据为指导，以患者为中心，权衡利弊和风险患者[287]。在过度依赖SABA的情况下，药师可以积极识别那些经常使用SABA的患者（例如，通过评估患者的电子或纸质处方记录）。随后，药师可以先与患者进行交谈，了解患者对使用SABA（以及ICS）的意愿和知识。此外，药师应该教育患者如何正确使用SABAs以及过度依赖的不良后果。药师可以使用哮喘正确护理幻灯片（图6）和问题与挑战卡（图7），让患者参与关于使用SABAs作为缓解剂的对话（从此处可以了解到如何在药房中使用"哮喘正确护理"幻灯片以及问题和挑战卡。）哮喘正确护理幻灯片将SABA的使用频率与症状的严重程度和疾病控制情况联系起来[288]。药师也可以使用Reliever Reliance Test，让患者进行自我测试，旨在帮助患者和医护人员了解患者对于治疗哮喘的SABA的认知，以及患者是否存在过度依赖[289]。IPCRG制定了一套实施方案来指导哮喘的正确护理[290]。药师可以在这一运动中起带头作用，让所有相关的利益相关者（从患者到开具处方者）在正确的时间、正确的地点，以正确的方式为正确的人做正确的事[286]。

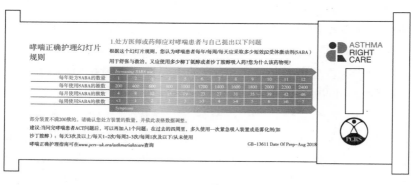

图6 哮喘的正确护理幻灯片规则

图片经IPCRG的许可转载

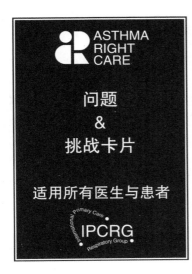

介绍

国际基层呼吸联盟是引领社会前进，在哮喘管理上不断创新的公益组织。初期，我们的目标就是针对有E受体激动剂（SABA）过度依赖性的患者，检测他们是如何产生不舒服感与不满意的情绪。我们推动该项目的"直觉"是

● 患者虽然知道存在过度依赖，但对于"过度依赖"是怎样的还没有达成共识。

● SABA的首次谈话，可能会影响未来一个人使用药物的情况，这种谈话发生于如社区、药房、急诊科与全科/家庭医生办公室等各种地方。

● 如果患者没有按时来复诊，我们真不知道他们会怎么做。

● 对于那些对呼吸系统不感兴趣的员工来说，哮喘是被认为是做出改变的低优先级。

● 有证据表明即使发生了不必要的变化，死亡率、发病率和医疗使用率都可以避免，但以前的方法并没有真正改变这一事实。

● 如果没有改变的想法，那么关于如何改善哮喘护理的信息就很难被接受和采纳。

IPCRG从阿斯利康得到的资助，用于管理交付团队设计与打印这些卡片。交付团队由患者、药师和全科医生组成，共同负责卡片的内容。

2019年3月

问题&挑战卡片

适用于所有医生与患者

这些卡片是用于促进对话，帮助您与他人分享自己想法的。我们诚挚邀请您使用这些卡片来开启一场讨论!

步骤
1.分为两人或小组的形式
2.从中任意抽取一张卡片
3.阅读上面的问题或者说明
4.花一点时间讨论卡片上的问题或说明，并写下你们讨论的关键点。
5.抽取其他卡片，重复第3、第4步骤。
6.向全体成员汇报你们讨论的结果

挑战性案例

"医护人员在哮喘患者的教育上没有投入足够的时间，是因为他们认为有关哮喘的信息到处能找到，并且他们也没有时间去教导患者。"

你赞同这个说法吗？

他们是否有足够的时间？

别处的哮喘知识教育是否充足？

是否为特殊人群提供了更多有关哮喘知识的教育？

图7 问题和挑战卡（哮喘正确护理）
图片经IPCRG的友好许可转载

8.4 药师对吸入器使用的干预措施

8.4.1 关于正确使用吸入器的建议和指导

正确使用吸入器对于确保哮喘和COPD的最佳疾病控制效果是至关重要的。选择一个合适的吸入器在治疗的有效性和安全性方面有着重要作用。在选择合适的吸入器时，应采用以患者为中心的方法，考虑到患者的意愿、价值观、需求、偏好和生活方式。总之，在选择吸入器时采用以患者为中心的方法，并教育患者正确使用吸入器，这与提高治疗的依从性和改善生活质量有关[236,291]。

药师可以在确保患者得到适当药物的有效治疗方面发挥重要作用，并可以协助患者使用吸入器和坚持治疗。当患者目前的治疗方案无法控制疾病时，药师还可以帮助患者转诊。一项纳入39个文献的系统回顾综述评估了药师主导的吸入器技术干预的影响[292]。一项研究评估了药师干预对适当的吸入器技术的影响，发现在药师的帮助下，吸入器技术得到明显改善[56]。显而易见，药师在帮助患者选择合适的吸入器和确保正确使用及坚持用药方面发挥了核心作用。

影响吸入器的选择和使用的因素有很多，包括患者、药物和医疗服务提供者的因素。患者因素包括个人偏好、疾病严重程度、正确使用吸入器的能力、合并症和同时服用的药物，以及社会经济地位[293]。药物因素包括成本、便携性、药物的相互作用和禁忌证、给药机制(如颗粒大小和速度)、吸入器设计和环境因素。医疗保健提供者因素包括对吸入器的熟悉程度、咨询的能力以及评估患者吸入器技术的能力[293]。

当一个人出现哮喘或COPD控制不佳时，第一步是检查吸入器技术和使用的依从性。据报道，在一些研究中，不正确的吸入器技术(至少涉及一个关键错误)的患病率高达80%[294-298]。不良或不正确的吸入器技术的决定因素包括使用多种吸入器、年龄、认知状态、熟练度以及吸入器启动和吸入之间的协调[298,299]。不正确的吸入器技术不仅与整体疾病控制不佳有关，还与咳嗽和呼吸困难等呼吸道症状有关，这些症状会限制患者的日常活动并影响生活质量[300]。此外，较差的依从性和疾病控制情况会导致患者对缓解药物产生过度依赖（见8.3.3）。因此，药师必须及时了解市场上可用的吸入器种类，鼓励患者自我管理，并确保CRDs患者使用正确的吸入器技术。

吸入器一般可分为干粉吸入器（DPI）、加压计量吸入器（pMDI）和软雾吸入器（SMI）（表13）。

DPIs结构紧凑，包括两种类型：多剂量和单剂量吸入器。DPIs中的药物通过患者产生的吸气流使药物从其载体分子中分离出来。因此，DPIs不适合吸气流量不足、无法进行快速深层自主吸气的患者。这也意味着DPIs不适合在病情加重时使用。

pMDIs含有计量剂量，适用于严重呼吸困难的患者。然而，pMDIs会产生高速喷雾，因此需要充分的手肺协调能力，以减少药物在口腔或喉咙中的沉积。建议在使用pMDIs时，最好使用储雾罐（见8.4.2）。呼吸驱动的pMDIs能够在低吸气流量时自动启动，因此解决了手肺协调性差的问题。关于pMDIs的另一个问题是这类药物使用了对环境产生污染影响的推进剂。

SMI将药物雾化，产生缓慢流出的细小颗粒，但并不需要使用推进剂。因此，SMI不怎么依赖吸气流量，能够以缓慢的速度在肺部沉积大量的药物。

Cataldo及其同事提出了一种治疗选择方法，以指导根据患者的特点选择吸入剂。通过询问以下问题可以选择一个合适的吸入设备[293]。

- 能否深入快速地自主吸气？
- 是否有足够的吸气流量？

- 患者是否有较好的手肺协调能力？

根据这些问题的答案，可以根据以下颜色代码选择合适的设备（图8）[293]：

- 绿色——可以考虑选择的设备选项；
- 红色——不建议使用的设备选项；
- 黄色——考虑使用需要低吸气流量的设备；
- 橙色——只能与储雾罐结合使用。

选择干粉吸入剂（DPI）：

		能否深入快速地自主呼气			
		可能		不可能	
是否有足够的吸气量？	是的				
	不是				
		充足	不充足	充足	不充足
		是否具备良好的手肺协调能力			

选择加压计量吸入剂（pMDIs）：

		能否深入快速地自主呼气			
		可能		不可能	
是否有足够的吸气量？	是的		有储物罐		有储物罐
	不是		有储物罐		有储物罐
		充足	不充足	充足	不充足
		是否具备良好的手肺协调能力			

图8 选择适当吸入器的治疗算法

改编自：Cataldo D，Hanon S，Peche RV等人，如何使用以患者为中心的方法选择正确的吸入器？Adv Ther.2022; 39:1149-1163.［2022-06-18］。Available at：https://www.ncbi.nlm.nih.gov/pubmed/35080761.

表13列出了不同类型的吸入剂装置及其优点和局限性的例子。FIP不支持使用下面提到的例子中的任何特定品牌。此处包含的信息仅供教育用途。

表13　吸入器的类型：优势和局限性

吸入器的类型	吸入装置的例子	优势	限制条件
干粉吸入器（单剂量）	Aerolizer® 比斯海乐® 吸乐® Zonda® MRX003-T10® Neumohaler®	• 结构紧凑，便于携带 • 不含推进剂气体	• 要求有足够高的吸气流量 • 需要良好的手肺协调能力
干粉吸入器（多剂量）	Spiromax® Ellipta® Easyhaler® Turbuhaler® Forspiro® Twisthaler® Novolizer® Nexthaler® Accuhaler® Clickhaler® Genuair®		
加压的计量吸入器	压力定量吸入剂量	• 结构紧凑，便于携带 • 可用于呼吸非常困难的患者	• 需要良好的手肺协调能力 • 使用含氢氟烷烃的推进剂气体。目前大多数人使用污染较少的氢氟烷，但仍然对环境造成影响。在2025年，更环保的HFA-152a将进入市场[104] • 需要定期清洁器具（如每周）

吸入器的类型	吸入装置的例子	优势	限制条件
软雾吸入剂	能倍乐®	• 结构紧凑，便于携带 • 不需要考虑到吸气流量 • 良好的肺部沉积 • 不含推进剂气体	• 市场上只有一种SMI设备可供选择 • 药品兼容性范围有限

上述装置未在中国上市的，均用原商标名表示。

图片经作者和IPCRG的友好许可转载。

Amato，C; Garcia Pardo，M; Gorreto，L; Llort，M; Moranta，F; Aguilera，A. Todo lo que debes knower antes de prescribir un inhalador.

8.4.1.1　吸入剂技术的指导

药师可以参考RightBreathe，以获得关于吸入器设备及其吸入技术的全面指导。表14介绍了主要类型的吸入器的概况，并附有关于每种吸入器的正确使用技巧的视频链接，药师可以用这些视频来教导患者正确用药。FIP不推荐在下面提到的例子中使用任何特定的品牌药物。此处包含的信息仅供教育用途。

每个吸入器设备都有其自身的特点。一般来说，所有设备的正确使用都有一些基本步骤。使用吸入装置的七个步骤如下[301]。

1. 准备好吸入剂装置。

2. 准备或装载剂量。

3. 充分而轻柔地呼气，但不要对着吸入器呼气。

4. 微微仰起下巴，将吸入器口罩放入口中，将嘴唇密封在吸嘴周围。

5. 吸气。①气溶胶，如pMDI：缓慢而稳定。②SMI：缓慢而稳定。③DPI：快速和深入。

6. 从口中取出吸入器，屏住呼吸最多10秒。

7. 等待几秒钟，然后根据需要重复以上步骤。

表 14 不同类型吸入器的管理技术

吸入器的类型	吸入器装置	管理技术 [302]	示范视频
干粉吸入器（单剂量）	比斯海乐®	1. 取下盖子，露出吸嘴。 2. 剥开泡罩条的铝箔，得到一粒胶囊。 3. 将胶囊放入胶囊室。 4. 牢牢关闭装置，直到听到"咔嚓"一声。 5. 将设备竖起来，完全按下两边的按钮一次，以刺穿胶囊。 6. 身体坐直，轻轻地呼气。 7. 牢牢地将嘴唇封在吸入装置的吸嘴周围。 8. 快速深呼吸。 9. 屏住呼吸，直到感觉舒服为止，然后用鼻子轻轻地呼气。 10. 打开口罩，在关闭装置和盖子前取出用过的胶囊。	如何使用比斯海乐?①
干粉吸入器（单剂量）	吸乐®	1. 剥开泡罩条的铝箔，得到一粒胶囊。 2. 打开设备盖和吸口，将胶囊放入中心室。 3. 牢牢关闭口罩，直到听到"咔嚓"一声。 4. 将设备直立起来，完全按下绿色按钮一次，以刺穿胶囊。 5. 身体坐直，轻轻地呼气。 6. 牢牢地将嘴唇封在吸入装置的吸嘴周围。 7. 慢慢地、深深地吸气。 8. 屏住呼吸，直到感觉舒服为止，然后用鼻子轻轻地呼气。 9. 确保胶囊中没有粉末残留。如果胶囊中还有粉末，重复步骤5至8，直到所有粉末被吸走。 10. 打开吸口，取出用过的胶囊，然后再关闭装置和吸口。	如何使用吸乐?②

---

① https://www.nationalasthma.org.au/living-with-asthma/how-to-videos/how-to-use-breezhaler

② https://www.nationalasthma.org.au/living-with-asthma/how-to-videos/how-to-use-handihaler

续表

吸入器的类型	吸入器装置	管理技术[302]	示范视频
干粉吸入器（多剂量）	 准纳器®	1. 握住外盒，用拇指握把将盖子滑开到最大限度。 2. 将吸口朝向使用者。 3. 将控制杆推离吹嘴，直到听到咔嚓一声。 4. 身体坐直，轻轻地呼气。 5. 牢牢地将嘴唇封在吸入装置的吸嘴周围。 6. 深吸一口气。 7. 屏住呼吸，直到感觉舒服为止，然后用鼻子轻轻地呼气。 8. 将拇指握把盖子滑回到吹口上。	如何使用准纳器?①
干粉吸入器（多剂量）	 易纳器®	1. 将吸口向后拉，直到听到"咔嚓"一声。 2. 将吸入器直立起来。 3. 身体坐直，轻轻地呼气。 4. 将嘴唇牢牢地封在吸入剂的吸嘴周围，不要盖住气孔。 5. 深深地、慢慢地吸气。 6. 屏住呼吸，直到感觉舒服为止，然后用鼻子轻轻地呼气。 7. 关闭装置。	如何使用易纳器?②
干粉吸入器（多剂量）	 都保®	1. 拧开盖子，将其取出。 2. 将吸入器直立起来。 3. 将握把转到最远，然后再转回原来的位置，直到听到"咔嚓"一声。 4. 身体坐直，轻轻地呼气。 5. 牢牢地将嘴唇封在吸入剂的吸嘴周围。 6. 深吸一口气。 7. 从口中取出吸入器，用鼻子轻轻呼出。 8. 盖上盖子。	如何使用都保?③

---

① https://www.nationalasthma.org.au/living-with-asthma/how-to-videos/using-your-accuhaler

② https://www.nationalasthma.org.au/living-with-asthma/how-to-videos/how-to-use-ellipta

③ https://www.nationalasthma.org.au/living-with-asthma/how-to-videos/using-your-turbuhaler

续表

吸入器的类型	吸入器装置	管理技术 [302]	示范视频
加压的计量吸入器	压力定量吸入器®	1. 取下瓶盖，确保吸入器直立。 2. 充分摇动吸入器。 3. 身体坐直，轻轻地呼气。 4. 牢牢地将嘴唇封在吸入剂的吸嘴周围。 5. 按住罐子，同时慢慢深呼吸（通过吸入器完全吸气）。 6. 屏住呼吸，直到感觉舒服为止，然后用鼻子轻轻地呼气。	如何使用压力定量吸入器？① 如何使用带储雾罐的压力定量吸入器？②
软雾吸入器	能倍乐®	1. 沿着箭头方向转动底座，直到听到"咔嚓"一声，即可装入剂量。 2. 身体坐直，轻轻地呼气。 3. 将嘴唇牢牢地封在吸入剂的吸嘴周围，不要盖住气孔。 4. 慢慢地、深深地吸气。 5. 按下释放按钮，继续吸气。 6. 屏住呼吸，直到感觉舒服为止，然后用鼻子轻轻地呼气。	如何使用能倍乐？③

图片经作者和IPCRG的许可转载。

Amato，C；Garcia Pardo，M；Gorreto，L；Llort，M；Moranta，F；Aguilera，A. Todo lo que debes knower antes de prescribir un inhalador.

确保正确的吸入器技术并为患者提供培训和反馈是改善临床结果的关键。给药技术的常见错误[296]如下。

- 在吸气之前未能完全呼气。
- 对着吸嘴呼气（尤其是 DPI 和 pMDI）。
- 使用吸入器时用鼻子而不是用嘴吸气。
- 没有确保嘴唇完全密封在吸入器的吸嘴周围。

---

① https://www.nationalasthma.org.au/living-with-asthma/how-to-videos/how-to-use-mdi

② https://www.nationalasthma.org.au/living-with-asthma/how-to-videos/how-to-use-a-standard-mdi-and-spacer

③ https://www.nationalasthma.org.au/living-with-asthma/how-to-videos/how-to-use-respimat-re-usable

- 药物从吸入器吸入后不憋气。
- 吸入后不检查胶囊是否为空（对于干粉吸入器）。
- 没有很好地摇动吸入器（对于 pMDIs）。
- 使用 pMDI 时，将头向下倾斜，而不是稍微向后倾斜。
- 覆盖通风口（用于 Ellipta 和 Respimat）。
- 穿透胶囊一次以上（对于 DPI）。

8.4.2 关于使用储雾罐的建议和指导

储雾罐是一根空心管，一端连接着吸入器，另一端连接着吸口，能够减缓药物的流动、促进肺部的吸收，同时减少口腔和喉咙的沉积。建议在使用 pMDIs 时使用储雾罐。

pMDI 的机制是通过高速喷雾将药物雾化，这种高速意味着准确的吸入–驱动协调对于将药物送入肺部至关重要[303]。在使用 pMDIs 时应使用一个储雾罐，可以使药物在启动后包含在空心管内，减缓速度，使患者能够缓慢和充分地吸入药物。吸口罩的储雾罐可以帮助幼儿充分地吸入药物。储雾罐也应该用于可能有操作和协调困难的成年或老年患者。然而，储雾罐通常不像单独的吸入器那样便于携带，可能会给患者或卫生系统带来额外的费用。

使用 pMDI 的储雾罐的步骤如下[302]。

1. 取下吸入器的盖子，充分摇晃吸入器。

2. 将吸入器装入储雾罐。

3. 将嘴唇紧紧地封住储雾罐的口部，并按下吸入器释放按钮一次。

4. 慢慢吸气和呼气 4～6 次。

5. 取出储雾罐并盖上吸入器的盖子。

6. 每周用温水和肥皂清洗储雾罐 1～2 次。晾干储雾罐；不要冲洗，以免产生静电。静电荷会导致药物粘在储雾罐的一侧。

关于如何使用 pMDI 储雾罐的演示视频可以从 https://www.nationalasthma.org.au/living-with-asthma/how-to-videos/how-to-use-a-standard-mdi-and-spacer查询获取。

有几种类型的储雾罐（图9）。https://www.rightbreathe.com/?s=&device_type=spacer可以找到更多的储雾罐的例子和展示其使用的视频。在选择储雾罐时，重要的是要考虑以下因素：尺寸、阀门、材料（例如是否抗静电）、与患者的接口、反馈机制和吸入器的兼容性[304]。需要注意的是，储雾罐具有不同的特性，会导致药物在肺部的沉积不同[305]。因此，对于病情稳定的患者，在更换储雾罐时需要仔细考虑[306]。近期研发的储物罐，包括有着评估患者吸入量技术的数字储雾罐，能够提供个性化的吸入器使用教育[307]。

Volumatic Prochamber Optichamber Diamond Aerochamber Flow vu Universal Chamber

图9 不同类型储雾罐的例子

图片经作者和IPCRG的许可转载。

Amato，C; Garcia Pardo，M; Gorreto，L; Llort，M; Moranta，F; Aguilera，A. Todo lo que debes knower antes de prescribir un inhalador.

8.4.3 关于在资源匮乏的环境下生产自制储雾罐的指导意见

密封的冷饮瓶可以用作储雾罐，在南非进行的一项研究中发现，这些储雾罐与传统的储雾罐一样有效[308]。使用储雾罐的一个限制是额外的经济负担。然而，如本节所述，储雾罐对于确保药物充分沉积到肺部非常重要。8.4.2用一个塑料瓶就可以很容易地制作出一个具有成本效益的自制储雾罐。

1. 生产自制储雾罐所需的材料[309] 塑料瓶（500ml或16oz）、棉花、医用胶带、一把刀或剪刀。

2. 生产自制储雾罐的步骤[309]

（1）用水和肥皂清洗瓶子，并切掉瓶子的底部。

（2）擦干瓶子，用棉花盖住边缘。

（3）用胶带将棉花粘牢，并确保没有棉花露出来。

（4）在瓶子的顶部（靠近瓶盖的地方）剪一个洞，并确保其尺寸能够适合吸入器。

（5）取下吸入器的盖子，插入面向瓶底的切孔中。

（6）将吸入器紧紧地贴在瓶子上，以固定吸入器。

制作自制储雾罐的详细指南可以从 https://healthyglobalkids.com/2020/10/24/how-to-make-a-homemade-spacer-for-an-inhaler/ 查询获取[309]。

选择二丙酸倍氯米松作为药物，一组使用自制储雾罐的人和另一组使用阀商业储雾罐的人之间进行的一项随机对照试验发现，60天后两组人的哮喘控制情况没有显著差异[310]。在哥伦比亚进行的一项关于自制储雾罐与商业阀式储雾罐的成本效益分析发现，自制储雾罐使每个患者的治疗费用明显降低（自制储雾罐为126.75美元，而商业阀式储雾罐为128.59美元）[311]。此外，自制储雾罐在为哮喘急性发作的幼儿提供沙丁胺醇方面与商业阀式储雾罐一样有效[312]。因此，自制储雾罐为使用吸入器的人提供了经济上可行的选择，特别是在低收入和中等收入国家。

8.5　制订治疗和监护计划

多年来，哮喘患者按照哮喘专业指南进行治疗，而COPD患者则按照COPD专业指南进行治疗。这样的做法极大改善了患者的健康结果。然而，现实情况是，患者依然继续受到这些疾病的困扰，且依然会有急性发作及生活质量受损。因此，必须采用新的方法来管理这些疾病，以优化CRDs患者的预后。

可治疗特质倡议是一种旨在解决CRDs异质性问题的新护理模

式，能够让医疗保健专业人员对哮喘和COPD进行个性化管理。这种方法认为所有患者都是不同的，每个人都表现出不同数量和类型的特质。特质被分为三个领域：肺部领域、肺外领域和行为风险因素（生活方式因素）。因此，可治疗特质策略使医护人员不仅可以了解患者的肺部特质，还可以了解患者个人的合并症、行为和风险因素，从而提供个性化的护理。简而言之，可治疗特质是一种评估和治疗哮喘与COPD的个性化方法[17,313-316]。治疗方案与每个人的潜在疾病相符合，而不仅仅是一个传统的诊断标签[17,313-316]。通过多维评估，可以确定患者疾病的基本特征，从而制订出个性化的管理计划，并为目标治疗决策提供信息[17,313-316]。

个性化护理是一种能够结合个人的价值观、信仰、认知、需求、偏好、自我管理CRDs及合并症的能力，以人为本、量身定做的护理方法[317]。个性化护理应以患者为中心，围绕患者和医疗团队之间的共同决策展开，其中，治疗计划的制订应与个人的价值观、信仰、认知和需求相一致。监护计划应该是系统性的，并应提供患者教育以确保其遵守治疗计划。帮助CRDs患者掌握健康知识和自我管理技能，从而提高自我效能，实现最佳的疾病控制和健康结果的目标。

个性化护理意味着要制订行动计划，如个性化哮喘行动计划（PAAP）。书面的PAAP告诉患者每天应该服用哪些药物来预防症状和减少哮喘发作，哪些迹象的出现表明患者的哮喘正在恶化，以及在哮喘发作时应该怎么做。一般来说，PAAP的目的是帮助患者尽早采取行动，预防急性发作或降低哮喘发作症状的严重程度[318]。在澳大利亚实施的哮喘行动计划卡也可以指导和支持医护人员优化哮喘治疗[319]。儿童哮喘行动计划可以从https://www.asthmaandlung.org.uk/conditions/asthma/child/manage/action-plan查询获取。

在制订治疗计划时，个性化护理应考虑到个人的优先事项和偏好，与患者共同设定治疗目标。这种以人为本的治疗计划的制订和目标的设定可以提高患者对治疗的依从性。最佳的药物治疗仍然是确保控制CRDs病情的保证，因此，药学服务是监测计划的一个重要组成部分。药师应重点关注确保患者的药物治疗依从性，提供适当用药的健康教育，并鼓励患者进行自我管理。具体方法包括教育、吸入装置给药技术示范的使用技巧、随访和监测在内的多维度药学干预，这可以明显提高患者的哮喘控制测试和COPD评估测试得分[320]。此外，这项研究还发现这样做能提高患者的生活质量和满意度[320]。在越南进行的另一项涉及药物咨询和吸入器技术教育的药物护理干预研究也提示，多维度药学服务干预可以明显改善COPD患者的用药依从性和生活质量[291]。

土耳其药师协会为社区药师实施了一项全国性的药学服务试验用来管理哮喘、COPD、糖尿病和高血压[321]。这项全国性的试验讲述了以人为本的护理概念，在第一次随访中，药师收集了人口统计、疾病相关和药物相关的信息[321]。在每次就诊时，药师都会评估患者的哮喘和COPD的控制情况，为患者解决与药物有关的问题，提供有关吸入器技术和药物的教育，并提供戒烟和生活方式的咨询[321]。这种药学服务做法明显改善了哮喘患者的峰流率、吸入器技术得分、每周对缓解剂的需求次数以及哮喘控制测试得分[321]。在这试验中，COPD患者也得到了类似的改善[321]。这一首次全国性的试验向我们表明，社区药师可以通过提供药学服务帮助改善CRDs患者的健康状况。应该在所有利益相关者的参与下制定新的策略，以使这种做法能够高效地持续下去。

根据Cordina的说法，药物治疗服务管理模式完全符合与哮喘和COPD的需求和管理模式要求[226]。参见图10哮喘和COPD的药学服务方案的概述。

药师应首先与患者建立专业关系并获得知情同意，启动哮喘/COPD药物护理计划。在与医生明确患者的哮喘/COPD的诊断后，药师可以收集患者的数据、用药种类和合并症。在评估阶段，应该对药物治疗效果进行复查，并了解症状是否得到控制，患者能否坚持治疗以及使用吸入药是否正确。药师还应该确定其他合并症对患者健康的影响，以及患者坚持执行行动计划的意愿。

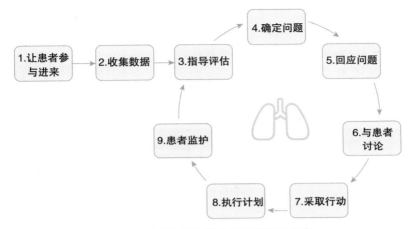

图10 哮喘和慢阻肺病的药学服务方案

改编自：Cordina M. 哮喘和慢阻肺病的药学服务。Alves da Costa F，van Mil JWF，Alvarez–Risco A，editors.《实施药学服务的药师指南》。Cham:斯普林格国际出版公司；2019年。pp 311–31

　　接下来，药师应该确定患者是否有任何与药物相关的问题，如果有，可以设计一个治疗和监测计划[226]。然后，药师应与患者讨论拟采取的干预措施，并决定采取适当的行动，将其转诊给医生或医疗团队的其他成员。应根据为患者设计的监测计划进行适当的药物干预，并对这些干预的结果进行长期的监测。一般来说，治疗和监测药学服务计划中最常见的药物干预措施[226]如下。

- 提供依从性辅助策略。
- 提供吸入器技术教育。
- 强调始终携带缓解性吸入器装置的重要性。
- 避免过多使用吸入器。
- 向吸烟者提供戒烟方案的建议。
- 提供健康生活方式、营养和饮食方面的咨询。
- 建议患者接种适当的疫苗。
- 进行自我管理的教育。

- 解决信仰、关切和恐惧问题。
- 为必要的自我管理技能提供支持帮助。
- 为 COPD 患者提供家庭吸氧的建议。
- 为 COPD 患者提供肺部康复指导。

具体来说，药师在为CRDs患者制订治疗计划时，可以采用"3A"（询问、建议、行动）。表15概述了"3A"的细节和指导[322]。

表15　为CRDs患者制订治疗计划的3A框架

	描述
询问	• 哮喘/COPD对日常生活的影响，以及患者希望如何改变这种状况 • 设想未来6个月内哮喘/COPD的控制情况 • 患者希望能够从事的活动类型 • 吸入器与患者相关的因素（例如，便携、经济上可负担、容易获得、简单的用药方案） • 坚持用药的动力和困难（如费用） • 吸烟的习惯和方法
建议	• 讲述不同类型的吸入器并指导患者选择合适的吸入器 • 对患者进行教育，使其了解是否需要和如何使用储雾罐 • 练习和更正吸入器技术错误的地方 • 教育患者了解哮喘的潜在诱因（如过敏原、运动、环境）
行动	• 使用道具和教育材料（如小册子、视频）演示吸入器技术 • 与患者一起确定潜在的危险因素 • 根据患者的生活方式、价值观、信仰、偏好和需要制订治疗计划 • 制订一个哮喘行动计划，并解释该怎么做以及何时寻求帮助 • 指导和帮助吸烟者戒烟 • 总结治疗计划和已达成的协议，以加强患者的理解。

改编自：国际初级保健呼吸组。为成人哮喘患者提供个性化的护理：初级保健专业人员的学习资源。[Powerpoint presentation].资源.[2018年更新；2022年6月23日访问]。可访问 https://www.ipcrg.org/resources/search-resources/providing-personalised-care-to-adults-with-asthma）

药师作为医疗团队的一部分，在提供药学服务方面发挥着重要作用。由于个性化护理的概念是以患者作为共同决策的关键利益相关者之一为中心的。因此，考虑患者对药师和药学服务的看法也是很重要的。患者对药师主导的干预措施的积极看法包括：药师容易接近和接触、等待时间短、富有同情心和鼓励性的护理方法以及患者对药师的药品专业知识的信心[323,324]。然而，患者与药师接时间较短和不了解药师在哮喘/COPD护理中的作用是药师实施药物护理的一些阻碍（见13章）[324]。我们还应该进行更多的研究，发现药师参与的护理模式的驱动因素和阻碍，从而指导药师在现实世界中为CRDs患者实施这种护理模式。

8.6　推荐和开具适当的药物治疗（在执业范围内）

药师通过实践和持续的专业发展活动接受优化药物治疗管理方面的培训。适当的药物使用和药物管理仍然是治疗CRDs的基本方法。这直接说明了药师在推荐适当药物方面发挥的作用，包括药物治疗的选择（如选择合适的吸入器）、给药方案、治疗时间和发现并解决任何与药物有关的问题。然而，药师不应该独立工作，而应该与医疗团队保持合作和持续沟通，这有助于确保护理的连续性和优化健康结果。

CRDs的管理模式已经从以疾病为中心的模式转变为以患者为中心的模式，即在医疗团队和患者之间建立共同决策。这种以患者为中心的模式是协作性的，需要考虑到患者个人的价值观、信仰和偏好[317]。在这些当代合作护理模式中，药师提供与药物有关的专业知识，如提供适当的药物建议。药师在制订以药物使用和药物管理为中心的药学服务计划方面可以发挥独特的作用，这可以存在于更广泛的治疗和监测计划中。

一种用于管理7种慢性病（心力衰竭、高血压、高脂血症、糖尿病、抑郁症、哮喘和COPD）的药师–医生合作护理模式，已经在临床、患者报告和医疗保健利用方面取得了积极的成果[325]。这种合作护理模式已在6家医院和22个以患者为中心的医疗机构中建立，药师在患者入院和出院时与其面对面交流，监督患者用药护理计划的落实[325]。随后，药师通过面对面的咨询或电话方式对患者进行至少3个月的随访[325]。药师的建议和药物管理能够发现任何与药物有关的问题，进行药物调节，加强用药依从性，提供健康教育和用药咨询，并使患者有能力对自身使用的药物进行自我管理[325]。另一项研究评估了药师–医生合作护理模式在管理COPD方面的影响，与以医生为中心的常规护理相比，患者30天内的住院率明显降低（平均差异：0.15，95%置信区间：0.04~0.27，P=0.010）[326]。

让药师参与优化处方，在减少或避免用药错误和促进安全用药方面起着重要作用。药师应与开具处方者讨论并推荐合适的药物，在整个过程中，患者和护理人员（尤其是幼儿和老人）都应参与其中。开具适当药物的过程应该以人为本，并有系统地进行。

处方医生、药师、患者和护理人员三方之间合作步骤如下[327]。

1. 与患者或医护人员进行详细访谈，以了解社会人口因素、生活方式、自我管理情况、围绕药物使用的价值观和信念以及偏好。

2. 与处方医生讨论患者的疾病控制情况，并在依据临床证据和患者相关因素提出药物治疗方案。

3. 与患者和护理人员（和处方者）共同参与决策过程，选择合适的药物。

4. 记录所有与临床和患者有关的选择药物理由，并将这些理由加入药学服务计划，同时采取具体的监护和后续行动。

社区药师可以在发现患者与药物有关的问题、自我管理、生活方式管理以及初次开药后进一步优化药物使用。但是，推荐和开具药物的过程应该被清楚地记录下来，并通过书面信函等方式传达给社区药师。

CRDs的最佳管理主要取决于吸入器的使用。在开具吸入器处方时需要考虑的因素总结见表16[328]。

表16　开具吸入器处方的临床和药物及患者相关因素

临床因素	用药相关因素	与患者有关的因素
肺部沉积	与患者的疾病控制有关的疗效	年龄和其他人口统计学因素

续表

临床因素	用药相关因素	与患者有关的因素
用药负担（例如，多药联用）和治疗方案的复杂性	安全性方面、不良反应和与药物有关的潜在问题方面	正确使用吸入器的能力，如灵活性和协调性
	储存条件和保质期	药品/吸入器的可接受性
	便携性和便利性	经济可负担性
		价值观、信仰和偏好
		过去有使用特定吸入器/药物的经验

医疗行业外的人对于药师在推荐药物、剂量和治疗时间方面的专业性并不是十分认可。这种常见的情况往往不被外部的卫生服务规划者和其他医疗卫生专业人员所了解。例如，药师在日常的药物管理过程中发现了一个与药物有关的问题时，可以与医生联系，以口头方式分享对患者的评估和建议。医生同意药师的评估结果，建议改变药物治疗方案并修改处方。随后，药师和患者一起修改治疗方案，药师对患者进行跟踪，以确保药物的正确使用和管理。

从外部角度看，药师配发的药品种类反映了医生所开处方的变化。当前没有任何证据表明药师的作用超出了配药者的范围。因此，加强人们对药师在开具处方和优化药物治疗过程中的作用的认识是至关重要的。我们需要进一步地研究和进行宣传，以提高人们对药师在直接服务于CRDs患者方面的作用的认识。

8.7 药品供应的管理、可获得性和可负担性

药物治疗对于确保CRDs的最佳疾病控制效果至关重要，这意味着必须解决药物供应、可获得性和可负担性方面的问题。这体现在管理原则中，包括"负责任地规划和管理资源"，包括健康和医疗资源，以及环境、经济和文化资源，以确保药物可持续的获取[329]。

药品的获取是一个多层面的问题，从经济成本的上升，特别是

自付费用，到药品的短缺。在中低收入国家，药品支出可占医疗总支出的70%，这严重影响到患者能否买得起药[330]。

药品短缺直接影响到药品的供应和可获得性，是高收入和中低收入国家一个长期存在的问题。药品短缺本身是一个多层面的问题，从供应和需求问题到监管限制和制约[331]。药品供应、可获得性和可负担性问题与疾病负担直接相关。具体来说，就CRDs如何确保充足的供应、可获得性和可负担性的问题已经导致了中低收入国家的高疾病负担[332]。

WHO制定了《基本药物清单》，以指导各国和医疗卫生系统选择和优先使用有效、安全和具有成本效益的药物[333]。然而，许多用于CRDs的基本药物在中低收入国家仍然无法获得，也负担不起，在这些国家哮喘药物的获得率低至30%[334]。再加上财政限制，药物（尤其是吸入器）供应和可获得性的缺乏与吸入器使用的依从性差有关，因此导致疾病控制效果不佳。在吉尔吉斯斯坦（一个中低收入国家）进行的一项针对COPD患者的研究显示，在所有开具长效毒蕈碱拮抗剂的人中，只有1.0%的人能够使用这种药物，主要原因是无法获得和负担不起费用。因此，负担不起费用是影响患者坚持治疗的一个重要原因[332]。

总的来说，在中低收入国家中，一些治疗哮喘的药物可能无法获得。这意味着严重和无法控制的哮喘患者将无法获得相关药物，如大剂量的吸入性糖皮质激素和支气管舒张剂。国际防痨和肺部疾病联合会已经建立了"哮喘药物提供联盟"，提供了药物采购渠道和质量保证，保持价格可承受。然而，据报道，各国和各地区不同的药物报销系统和医疗保健融资政策仍然是一个问题。负责采购或药品供应链任何部分的医疗服务提供者应倡导政府向其提供帮助，为CRDs用药制定报销模式。药师作为药品的保管者，不仅可以在倡导药品的有效和安全使用方面发挥关键作用，还可以在药品的采购、供应、可获得性和可负担性方面发挥关键作用。

9 为 CRDs 患者提供姑息治疗和临终关怀

姑息治疗通常由受过专门训练的专家团队提供，重点是在提供治愈性治疗的同时缓解症状，目的是在不考虑疾病的阶段、患者的性别或年龄，或是否需要其他疗法的情况下，提高患者及其家属的生活质量[225]。多学科团队的每个成员都可以通过积极评估患者症状并提供非药物治疗干预或药物治疗的建议，来为支持性和姑息性护理做出努力。姑息治疗包括临终关怀，这通常是指有关生命最后阶段的关怀，重点是对临终者及其家人的关怀。临终关怀的时间因患者的疾病轨迹而有所不同，其中最重要的是支持患者在自己喜欢的地方死去[9]。

在有限制生命特性的 CRDs（尤其是 COPD）的早期，应与患者和家属就对临终护理的偏好进行沟通，以促进高质量的姑息治疗和临终护理[9,335]。

姑息治疗的患者常伴有疼痛和呼吸困难症状，大多数 COPD 患者在生命的最后阶段可能会经历中度到重度的疼痛[335]。

世界各国都为姑息关怀分配了资金。然而，姑息关怀的服务对象范围应该覆盖至少一半有需要的患者。根据世界卫生组织的统计，78%需要姑息关怀的人生活在中低收入国家。在中低收入国家实施姑息关怀服务的困难包括政策制定者和公众缺乏认识和误解，以及没有为卫生专业人员提供足够的培训[335]。

药师可以在哮喘和 COPD 患者的疾病过程中发挥作用，将姑息治疗纳入持续治疗中，将其与基于药品政策的预防和治疗方案联系起来，确保管理症状的基本药物供应，特别是用于缓解疼痛和呼吸困难的阿片类镇痛药[335]。

药师也总是对患者不断变化的需求做出反应，这可能包括替代性沟通方式的改变，包括电话或视频通话，若患者无长时间旅行外出，那么药师与患者可以定期进行联系[225]。

10 衡量指标的进展：CRDs 服务的临床和经济成果指标

管理CRDs的服务已经转向以人为本的模式，其中共同决策和尊重患者的自主权是提供高效和优质护理的关键因素。这意味着衡量CRDs的疾病进展标准不仅包括临床结果，还包括患者报告的结果（PROs）、患者报告的经验措施（PREMs）和经济结果。从根本上说，CRDs治疗的目标包括控制症状和改善生活质量。

肺活量测试结果和肺功能的测量、呼吸困难和其他症状的体验、运动耐受性、住院或医疗保健利用和总体疾病控制（使用问卷调查，如哮喘控制测试或临床COPD问卷评估）是随机对照试验和观察性研究中测量的常见临床结果指标。然而，治疗目标的实现与PROs显著相关，用药依从性和自我效能感（或自我管理CRDs的能力）是最重要的决定因素。因此，测量PROs对于评估一个CRDs服务的好坏也是至关重要的[336]。

除了对有效性的测量，能否落实相关措施对于确保成功也十分关键，特别是对CRDs服务的接受度和满意度。将有效的干预措施转化为成功的现实世界结果的实施措施应包括PREM，如治疗满意度，能够通过评估患者的护理过程，从而评估护理的整体质量。PREMs是衡量以人为本的医疗服务进展的一个关键指标。

公平获取卫生服务对于确保全民健康至关重要。因此，衡量CRDs服务的经济成果对于促进全民享有服务至关重要。哮喘和COPD等CRDs给个人和社会带来了巨大的经济负担，尤其是在LMICs。关于CRDs的经济负担，在本手册的1.2中作了详细阐述。虽然减少直接医疗费用仍然是管理CRDs的关键，但护理服务的目的也应该包括减少间接费用。

表17总结了一些用于衡量CRDs服务进展的临床、经济和患者

报告的结果。

表17　用于衡量CRDs服务进展的临床、经济和患者报告的结果

临床结果	经济成果	患者报告的经历	患者报告的结果
第一秒用力呼气量（FEV₁）	直接医疗费用（门诊咨询费用、药物治疗费用、实验室测试费用、肺活量测试费用）	患者接受	与健康有关的生活质量
用力肺活量（FVC）	间接医疗费用（归因于缺勤和出勤的费用）	治疗满意度	功能和健康状况
FEV₁/FVC比率	工作生产力的损失	患者的看法和观点	自我效能感
功能残气量	医疗保健的使用成本		药品和吸入器的依从性
肺部一氧化氮弥散量	成本效益		治疗依从性
呼吸困难等症状的经历			
急性加重的频率			

　　临床、经济和患者报告的结果已被用于评估CRDs服务的进展。例如，在5~11岁的哮喘患者中进行的一项随机对照试验，可用于评估由药师主导的远程医疗服务的临床、人文和经济成果。该试验不仅评估了临床影响（哮喘控制、急性家中频率、住院治疗、SABA缓解剂的使用），还评估了经济结果（如药物费用、父母缺勤、交通费用和住院负担）以及人文结果（生活质量）[338]。在意大利进行的另一项针对哮喘患者的分组随机对照试验不仅评估了临床结果，还评估了患者报告的结果（如依从性），以及药师主导的药物审查干预的经济结果（成本效益）[339]。这些结果可以指导药师开展和实施有针对性的、有效的、高效的、以人为本的优质医疗服务[336]。

　　在欧盟委员会关于欧盟COPD和哮喘等CRDs监测指标的报告中，对哮喘患者的监测指标包括慢性症状、症状发作、医院就诊

次数、日常活动限制和肺功能的情况[340]。根据欧盟委员会的报告，这些指标是预测哮喘和COPD患者健康结果的最佳预测指标。根据该报告，最少的慢性症状被定义为每周至少有一次日间症状和（或）每周至少有一次报告睡眠障碍[340]。住院次数少的人有更好的健康结果。另外，肺功能也能预测健康结果。

与所有CRDs一样，预防措施的应用，如接种疫苗和戒烟可改善健康结果。在同一份欧盟报告中指出，呼吸道感染会加剧并有可能使呼吸道疾病恶化[340]。正因为如此，接种流感和肺炎等感染性疾病的疫苗将大大改善患者的健康结果。该报告还建议将戒烟包含在这些患者的管理策略[340]。

综上所述，衡量CRDs服务的进展应着重于临床、人文（包括PROs和PREMs）和经济成果。预防性干预措施的有效性也应该被评估，如接种疫苗和戒烟。对CRDs服务的持续评估应需要有效的测量工具和调查，以及强有力的研究的支持[341]。总而言之，进展和服务质量的衡量方法以及优质护理的实施需要医疗服务提供者共同参与，如药师、医疗管理者、政策制定者和医疗服务研究人员。

11 关于药师在 CRDs 中的作用的实践研究指导意见

有意愿在实践中提供 CRDs 服务或研究药师在 CRDs 中的作用的药师，在制定方案或研究计划时应考虑各种因素。理想的情况是，药师应以循序渐进的方式制订计划，内容应包括从计划到实施再到评估，这样能够充分考虑社区的需求，并制订一个全面的实施和评估计划。关键步骤描述如下。有关相关实践的研究和服务实施的更多详细信息，可以在《心理健康护理：药师手册》第11章中找到。

- **确定健康问题** 药师应该分析与 CRDs 实施有关的地方和国家数据，以充分了解社区的需求，指导确定计划或干预的重点。
- **规划项目** 如何规划对于确保项目或干预措施的成功至关重要，药师应尝试花大量时间规划项目。这包括：①查阅文献，找到最有可能解决所选择的问题的干预措施；②与利益相关者合作，邀请患者和其他医疗服务提供者参与规划过程；③制定目标和目的，以指导计划的实施；④使用规划工具（如 RE-AIM 框架）。
- **实施一项计划** 为了确保实施成功，药师必须考虑各种因素，如员工需求（如提供干预措施的额外培训）、后勤保障（如该计划如何融入日常工作）、法规（如是否有任何监管方面的问题会阻碍方案的实施）、预算（例如，方案或干预措施的费用是多少？或者所提供的服务是否可以报销？）、资源（例如，实施方案所需的资源）、数据（例如，如何收集和管理数据）和文件（例如，谁？在哪里？何时记录服务）。

- **评估项目** 参与实践研究或实施新项目的一个重要部分是确定项目或干预的评估方法。因此，在实施之前，药师应该制订一个项目评估计划，确定如何以及何时对所收集的数据进行分析。针对收集得到数据，药师可以参与质量改进，以完善所提供的服务。

12 伦理方面的考虑

在护理CRDs患者时，尊重患者的自主权是很重要的。换句话说，必须考虑患者的信仰、价值观和愿望，即使该护理方法不一定符合该患者的最佳利益。这一自主性原则还包括知情同意、隐私和保密性。

"知情同意"是指将拟定的治疗或程序告知给患者，确保患者正确理解这些治疗或程序，并在没有任何不当影响或胁迫的情况下获得患者的授权来进行这些治疗或程序[342,343]。

从根本上说，知情同意过程应以患者为中心，考虑到个人的价值观、信仰、需求和偏好。在这个过程中，药师和患者要共同决策，药师应向患者清楚地说明临床活动或治疗的益处、相关的风险和不确定性[344]。此外，应权衡利益和风险，尊重患者的权利和自主权，确定治疗目标，并根据自身的信仰、价值观和愿望做出是否参加的决定[342]。必须让患者有时间考虑，然后在没有不当影响或胁迫的情况下就是否接受治疗或手术作出决定，或自愿撤回其同意。知情同意的过程包括向患者披露所有信息，让患者理解所有披露的信息，然后由患者自愿作出决定，并授权医护人员提供相关服务[342]。

虽然自主性原则包含了知情同意，但药师和医疗服务提供者可能需要权衡其他伦理原则的重要性，如受益原则、公正原则和非恶意原则（表18）[345]。

表18　医学伦理原则的定义

伦理原则	定义
自主性	尊重患者做决定的权利，决定接受或拒绝哪种治疗或程序。例如，介绍所有可选择的吸入器，让患者根据自己的需要、信仰、偏好和能力来选择
效益	以患者的最大利益为出发点。在CRDs的背景下，利益原则包括根据患者的疾病控制情况，提出所有可能的治疗方案，使患者的利益最大化、风险最小化

续表

伦理原则	定义
公正	对每个人都一视同仁。正义包括公平性和分配正义——公平性是指对所有的人一视同仁，分配正义是指公平分配有限的资源，并考虑到文化和身份
非恶意	避免对患者或社会造成伤害。换言之，减少重大的伤害风险或避免造成严重伤害的小风险

这些伦理原则在现实世界的实践中可能会发生冲突，从而引起伦理困境。一种常见的情况是受益性和自主性之间的冲突，即医疗服务提供者或药师确定的治疗方法符合患者的最大利益（受益性），但患者不同意其利益或对治疗利益有误解，因此决定不接受该治疗（自主性）。在CRDs中，这种情况经常出现在推荐吸入性糖皮质激素（ICS）作为哮喘/COPD的维持治疗中，原因是对ICS的不良反应有误解，或者认为如果通过使用（或过度依赖）SABAs，症状得到良好控制，就不需要使用ICS（见8.3.3）。因此，为了有效地沟通治疗的益处和风险，药师必须与患者建立良好的关系，这意味着要加强与患者的信任。缺乏信任是影响决策能力的主要因素之一，而建立信任首先要保障隐私和保密性[345]。

隐私和保密是指保护医疗服务提供者在照顾患者的过程中收集到的患者的个人信息。保护隐私和机密是受自主性和尊重人的原则制约的，医疗服务提供者有义务根据信息的敏感性，确保其得到安全储存[345]。

药师必须确保在没有患者授权的情况下不共享机密信息，如果有任何威胁性的情况需要分享机密信息，药师应该根据自身专业的判断，只分享最有限的必要信息和要求。药师在护理CRDs患者时，必须考虑到伦理因素，包括获得知情同意和维护隐私及保密性，以确保最高质量和高效的护理。

13 提供 CRDs 服务的障碍和有助于帮助克服这些障碍的人

13.1 障碍

各种因素促进或阻碍了药师在社区中提供CRDs服务。为了确保药师在为CRDs患者提供护理方面的作用得到优化，有必要概述阻碍药师在社区建立和提供CRDs管理服务的各种因素。药师应评估这些因素是否可能存在，并找到克服这些因素的策略。在全世界范围内，已经有一些关于实施药学服务障碍的研究发表[346-348]。这些障碍包括但不限于与药师、药房、药学专业、医疗系统、医生合作和患者意识有关的因素[347]。本节将讨论提供以患者为中心的CRDs服务的主要障碍。

13.1.1 结构和系统层面的障碍

药师参与提供CRDs服务往往受到许多结构和系统层面的阻碍，具体如下。

- **有限的时间和繁重的工作量** 由于大多数药房都很繁忙，药师每天都有很多工作任务，可能没有时间与患者进行咨询，也没有能力提供新的 CRDs 服务，尤其是在人手短缺的情况下[349,350]。特别是在资源匮乏的国家和发达国家的农村地区，药师的短缺和时间不足是常见的阻碍因素[351]。随着药师在患者护理中不断承担越来越多的新角色（从疫苗接种到护理点测试，再到药物治疗管理中的强化角色），提供特定CRDs 服务的能力被削弱。社区药师是忙碌的专业人士，不仅要解决患者提出的无数健康问题，还要领导和管理药房的日常活动[352-354]。因此，提供一项单独或额外的服务来管理一种特定的疾病状况可能是一种挑战。因此，这是一种打击药师积极性的因素。如果药房没有其他人员帮助药师，这种挑战就会加剧，使药师不得不同时负责患者的护理和担任行政职能。患者也认为药师太忙了，无法讨论与CRDs有关的问题，是患者与药师间的障碍[353]。虽然这是一个难以解决的挑战，但药师可以采取措施，引入仅需要较短时间的干预举措，例如与患者分享现有的CRDs教育材料。如果药师这样做，患者仍然可以从中了解更多关于CRDs的信息中受益，而且药师也不会增加大量的工作。

- **报酬**　在大多数国家，药师提供的额外服务没有得到报酬或者报酬很低，基于产品的报酬仍然是全球最常见的给予报酬模式[355]。这阻碍了药师提供以患者为中心的医药服务的开展，在大多数情况下，这些服务都是由药师提供的额外服务[347]。一些为研究阻碍CRDs服务开展原因的文章研究表明，报酬低是阻碍药师投入时间和资源解决社区CRDs问题的一个重要原因。缺乏适当的报酬，再加上工作需要的要求较高，使得药师很难为患者提供持续的CRDs服务[54,352,354]。据报道，缺乏报酬，特别是在中低收入国家，成为了认知药学服务开展的一个阻碍[356,357]。药师应该努力与各种药学和医疗保健的利益相关者合作，倡导给予提供服务的药师适当报酬，以便有更大的能力提供如CRDs筛查和教育活动等服务，以改善患者的用药依从性和吸入器的正确使用率，最终改善国家的健康状况。

- **无法获得医疗记录**　药师，特别是那些在社区环境中执业的药师，通常无法获得患者的医疗记录。药师无法清楚地了解患者的健康状况，就无法找到潜在的干预切入点。因此，药师为CRDs患者提供护理的能力是有限的[358]。

- **缺乏方便的私人咨询和辅导的空间** 药房里缺乏一个咨询空间，让药师能够与患者接触、互动以及提供咨询，这被认为是提供 CRDs 服务的一个障碍[355,353]。这是因为患者更愿意在隐私得到保障的情况下，在一个安全和方便的环境中分享自身的健康状况和使用药物的细节[359]。因此，缺乏咨询空间的药房可能会阻碍药师所提供的服务类型，特别是那些接触时间较长的服务。在药房楼层没有私人空间的情况下，药师必须以创新的方式提供替代性的解决方案，以确保一些隐私的保护[359]。例如搭建临时建筑来划分药房楼层和咨询区域，以及提供电话预约咨询。

- **缺乏教育材料** 缺乏适当的教育材料，包括关于吸入器设备和峰值流量计设备，这也是提供 CRDs 服务的一个障碍[353]。这个因素在中低收入国家尤为重要。为了克服这个问题，药师可以与国家药学组织合作，看看是否有现有的 CRDs 教育材料可以与患者群体分享，或者分享本手册中的一些建议。

- **护理模式** 将药师纳入多学科的医疗保健团队会存在一些问题。这可能是由于各种因素造成的，包括缺乏跨专业合作途径，这与医生的看法有关，因为医生不了解药学服务，而且因为缺乏相关知识，担心药师可能是一个专业的入侵者[347,354]。药师有机会澄清自身的角色和能力，并与其他卫生保健专业人员建立跨专业合作[360]。例如，建立药师与医生的合作模式，以提高 CRDs 管理的质量[361]。

13.1.2 培训

缺乏专业培训是药师提供CRDs服务的一个重要障碍，这可能导致人们对药师提供的CRDs服务缺乏信心[54,352]。如果药学教育中没有充分涵盖与CRDs相关的主题，那么药师在毕业时就没有相应的技能来为患者提供这些服务。这就造成了提供CRDs患者服务的药师的人才短缺[352,362]。在尼泊尔进行的一项研究指出，实施医药服务的一个主要障碍是对药师在非传染性疾病预防和管理方面的培训不足[363]。在最近的一项研究中指出，改善中低收入国家药学实践的10项建议之一是增加药师在临床技能方面的教育和培训[364]，以向患者提供药学服务。尽管国际上建议教育未来的药师以患者护理为重点，但大学课程在培训药师以患者为中心的护理方面仍然不足，在药学课程中的重点仍然是基础科学，对临床科学的关注较少[365]。为了培养以患者为中心的药学学生，本科药学课程应遵循以能力为基础的教育模式，每项能力必须与学生获得该能力所需的教育内容完全一致[366]。

13.1.3 患者对药师角色的看法

药师如何看待自身在患者护理中的角色，可能是提供CRDs服务的一个障碍或促进因素。如果药师被认为仅仅是药品的分配者，而不是药学服务的提供者，那么就会影响患者与药师的互动和参与程度。患者对CRDs服务的接受度低也是阻碍CRDs服务的一个因素[354]。一项在马来西亚进行的关于提供哮喘服务障碍的研究发现，患者认为已经得到了医生的精心照顾，哮喘管理不是药师的职责范围[353]。患者有这个想法的其中一个原因是药师缺乏信心或技能来提供CRDs服务，如哮喘患者的用药依从性咨询、哮喘诱发因素咨询、哮喘控制的审查和咨询、哮喘监测和哮喘自我管理咨询。类似的研究加入了药师的看法，即提供具体的哮喘咨询或服务不是药师角色职责的一部分[353]。这与"西班牙社区药房提供认知服务的障碍"研究中提出的结果一致，该研究认为药师的不良好的心态是认知服务的障碍之一[347]。有必要改变药师对提供认知服务的态度，以便提高自身的可信度，从而改变患者对药师提供以患者为中心的CRDs护理的看法。

13.1.4 医生对药师角色的看法

医生对药师角色的看法也会阻碍这种管理CRDs的高质量和低成本的跨专业合作护理模式CRDs。主要的原因包括医生对药师在直接照顾患者方面的临床角色缺乏认识，对药师的临床能力缺乏信心，特别是在需要身体检查的护理方面[367,368]。因此，药师参与的服务在管理CRDs方面能否成功取决于对药师角色的宣传和标准化的有力培训，以提高药师的能力，从而增强医生与药师合作的信心。

美国临床药学学院发表了一份意见书，建议利用专业术语和制定实践标准来宣传药师的作用。此外，药学服务宣传的成功，如药物治疗管理，可以作为鼓励医生与药师合作的例子[369]。还可以让医生作为培训者培训药师，进而加强药师在直接照顾患者和管理CRDs方面的能力。这种方法不仅可以提高药师的临床能力，还可以提高医生对药师角色的认识。此外，如果培训课程由医生主持，也可增强对药师合作护理模式或合作实践协议管理CRDs能力的信心。新加坡的社区药师DIAMANTE培训就是一个例子，这个培训项目包括了教学和体验式学习，由内分泌专家、护士、家庭医生和高级执业药师共同参与[370]。这些标准化和结构化的培训项目，再加上对药师直接向患者提供护理服务中的倡导，可能有助于克服在开展药师参与的跨专业合作CRDs服务中的障碍。

13.2 帮助

鉴于全球CRDs的负担，有必要让药师更多地参与CRDs服务。尽管存在困难，但这些困难均可以在个人和系统层面都可以采取一些措施来克服，从而让药师参与对CRDs护理。

13.2.1 增加认证和培训机会

在全球范围内，以CRDs为重点的培训和教育应该被纳入药学课程。为了让药学专业的学生在毕业后能够接触到这一患者群体，教育者们应该接受本手册中所讨论的主题教育，并让学生有机会在实践中发展关键技能。药学学生需要有机会学习以CRDs为重点的选修课程、吸入器使用培训和经历以CRDs护理为重点的体验式训练。

执业药师也应该寻求持续的专业发展机会，进一步培养自己在这个领域的知识和技能。随着药师不断受到这些领域的培训，对药师提供CRDs服务的信心也会不断增强。为了这本手册能更好被利用，FIP同时出版了《FIP知识与技能参考指南：慢性呼吸道疾病手册的配套资料》，以支持药师在该领域的专业发展。该指南概述了药师在慢性呼吸道疾病方面的角色和干预的知识和技能，旨在给予药师、教育者和持续发展的提供者帮助。

在世界范围内，一些药学院和药师组织为其成员提供CRDs的高级培训课程和认证。获得CRDs认证的药师更有可能在其社区提供更多的CRDs管理服务。通过参与这些项目，药师可以获得调整药物治疗哮喘方案、辅导患者戒烟、改进吸入器技术等方面的实践经验，以优化CRDs患者的治疗方案[371,372]。这种额外的认证提高了药师药师的服务知识、可信度和动力。许多证据一致表明，与缺乏专业知识的药师相比，具有专业知识的药师更能够在特定疾病领域提供专业服务。这强调了额外培训和认证是必要的，可以保证药师拥有足够的知识、技能和信心[373-375]。

参加培训活动，如研讨会、会议、专题讨论会和持续的专业发展活动均可能让药师为提供CRDs相关服务做好准备。当药师接受培训后，会变得有信心并愿意带头提供CRDs管理服务。因此，在药师中保持一种持续学习的良好氛围可以使药师和患者在预防和管理CRDs及其并发症方面受益。

13.2.2 药师的可及性

作为患者最容易接触到的医疗服务提供者之一，药师在与CRDs患者的互动方面有着独特的优势。药师可以借助这种可及性和与患者之间的关系来提供CRDs护理服务，为社区的呼吸系统健康做出贡献。药师的亲和力以及对药物和患者健康状况的了解的优势能够成为可靠的医疗保健专业人员，为CRDs患者提供以社区药房为基础的医疗计划，从而改善患者疾病的控制[31,376,377]。此外，药师与患者的接触能够提供以下服务：①筛查和随访；②体征、症状和不良反应监测；③预防措施的提供和避免患者接触常见的CRDs诱发因素；④推荐非药物干预措施；⑤教育并提高患者对治疗的依从性[54]。

13.2.3 政策

政策需要关注药师在CRDs服务提供中的关键作用，以帮助促进药师服务在CRDs护理中的整合。如果政策无法实施，可能会导致药师难以参与到CRDs护理中。此外，应实施相关政策，以确保药师在提供服务时得到报酬。最后，药学协会和相关团体应努力制定政策和提供资源，以鼓励自身辖区内的药师更多地参与CRDs护理和服务的提供。应该考虑到药师在CRDs治疗教育中的重要作用，并制定政策进行保障。

14 结论

随着世界范围内慢性呼吸道疾病的负担越来越重，急需更多药师参与到这一临床领域中，提供以人为本的医药服务。药师在所有社区和医疗单位中都有可及性和专业性，有理想的条件和资格为所在的社区提供全面的CRDs药学咨询服务。

本手册概述了药师可以通过多种方式为改善患者的呼吸系统健康做出贡献，包括作为健康行为改变的鼓励者（例如，通过戒烟计划）和其他预防服务（例如，推荐或注射流感和肺炎球菌疫苗）；帮助患者完成健康状况调查（如筛查CRDs）；将特定患者转诊给其他护理机构；作为跨专业团队的工作者之一，优化吸入器的使用情况（例如吸入器技术教育）；提高治疗依从性；监测患者的病情恶化和住院情况。

药师应该考虑如何将CRDs服务纳入自身的护理方法，以及如何使患者获益。尽管实施其中一些服务会存在障碍，但药师仍可通过采取措施预防、识别和管理哮喘或COPD患者的治疗来提高自己作为公共卫生专业人员和医疗保健提供者的作用。药房和药师完全有能力提供这些服务，因此应该更多地利用这些服务来扩大以患者为中心的护理，改善CRDs患者的健康状况。

参考文献

[1] World Health Organization. Chronic respiratory diseases: 2022. updated [accessed: 9 June 2022]. Available at: https://www.who.int/health-topics/chronic-respiratory-diseases#tab=tab_1.

[2] World Health Organization. Global surveillance, prevention and control of chronic respiratory diseases: a comprehensive approach: 2007. updated [accessed: 26 January 2022]. Available at: https://www.who.int/publications/i/item/global-surveillance-prevention-and-control-of-chronic-respiratory-diseases.

[3] Global burden of 369 diseases and injuries in 204 countries and territories, 1990-2019: a systematic analysis for the Global Burden of Disease Study 2019. Lancet, 2020, 396 (10258):1204-22. [accessed: 27 January 2022]. Available at: http://www.ncbi.nlm.nih.gov/pubmed/33069326.

[4] World Health Organization. Asthma: updated [accessed: 26 Jan 2022]. Available at: https://www.who.int/en/news-room/fact-sheets/detail/asthma.

[5] ADELOYE D, SONG P, ZHU Y, et al. Global, regional, and national prevalence of, and risk factors for, chronic obstructive pulmonary disease (COPD) in 2019: a systematic review and modelling analysis. Lancet Respir Med, 2022, 10 (5):447-458. [accessed: 3 August 2022]. Available at: https://www.ncbi.nlm.nih.gov/pubmed/35279265.

[6] World Health Organization. The top 10 causes of death [Internet]. 2020. updated [accessed: 27 January 2022]. Available at: https://www.who.int/news-room/fact-sheets/detail/the-top-10-causes-of-death.

[7] World Health Organization. Chronic obstructive pulmonary disease (COPD) [Internet]. 2022. updated [accessed: 24 June 2022]. Available at: https://www.who.int/news-room/fact-sheets/detail/chronic-obstructive-pulmonary-disease- (copd).

[8] Global Initiative for Asthma. Global Strategy for Asthma Management and Prevention. [Internet]. 2022. [accessed: 10 May 2022]. Available at: https://ginasthma.org/wp-content/uploads/2022/05/GINA-Main-Report-2022-FINAL-22-05-03-WMS.pdf.

[9] Global Initiative for Chronic Obstructive Lung Disease. Global Strategy for the Diagnosis, Management and Prevention of Chronic Obstructive Pulmonary Disease (2022 Report). [Internet]. 2022. [accessed: 19 May 2022]. Available at: https://goldcopd.org/2022-gold-reports-2/

[10] HOLGATE S T, WENZEL S, POSTMA D S, et al. Asthma. Nature reviews Disease

primers, 2015, 1:15025.［accessed：26 January 2022］. Available at：http://www.ncbi.nlm.nih.gov/pubmed/27189668.

［11］PADEM N, SALTOUN C. Classification of asthma. Allergy and asthma proceedings, 2019, 40（6）:385-8.［accessed：27 January 2022］. Available at：http://www.ncbi.nlm.nih.gov/pubmed/31690376.

［12］SEGAL L N, MARTINEZ F J. Chronic obstructive pulmonary disease subpopulations and phenotyping. The Journal of allergy and clinical immunology, 2018, 141（6）:1961-71.［accessed：Available at：http://www.ncbi.nlm.nih.gov/pubmed/29884286.

［13］RITCHIE A I, WEDZICHA J A. Definition, Causes, Pathogenesis, and Consequences of Chronic Obstructive Pulmonary Disease Exacerbations. Clin Chest Med, 2020, 41（3）:421-38.［accessed：17 May 2022］. Available at：https://www.ncbi.nlm.nih.gov/pubmed/32800196.

［14］CHEN W, FITZGERALD J M, SIN D D, et al. Excess economic burden of comorbidities in COPD: a 15-year population-based study. Eur Respir J, 2017, 50（1）.［accessed：27 May 2022］. Available at：https://www.ncbi.nlm.nih.gov/pubmed/28751416.

［15］NEGEWO N A, GIBSON P G, MCDONALD V M. COPD and its comorbidities：Impact, measurement and mechanisms. Respirology, 2015, 20（8）:1160-71.［accessed：27 May 2022］. Available at：http://www.ncbi.nlm.nih.gov/pubmed/26374280.

［16］HIKICHI M, HASHIMOTO S, GON Y. Asthma and COPD overlap pathophysiology of ACO. Allergology international : official journal of the Japanese Society of Allergology, 2018, 67（2）:179-86.［accessed：27 May 2022］. Available at：http://www.ncbi.nlm.nih.gov/pubmed/29550368.

［17］AGUSTI A, BEL E, THOMAS M, et al. Treatable traits：toward precision medicine of chronic airway diseases. Eur Respir J, 2016, 47（2）:410-9.［accessed：27 May 2022］. Available at：https://www.ncbi.nlm.nih.gov/pubmed/26828055.

［18］TO T, STANOJEVIC S, MOORES G, et al. Global asthma prevalence in adults：findings from the cross-sectional world health survey. BMC public health. 2012;12:204.［accessed：26 January 2022］. Available at：http://www.ncbi.nlm.nih.gov/pubmed/22429515.

［19］NUNES C, PEREIRA A M, MORAIS-ALMEIDA M. Asthma costs and social impact. Asthma research and practice, 2017, 3:1.［accessed：26 January 2022］. Available at：http://www.ncbi.nlm.nih.gov/pubmed/28078100.

［20］ENILARI O, SINHA S. The Global Impact of Asthma in Adult Populations. Annals of global health, 2019, 85（1）.［accessed：26 January 2022］. Available at：http://

www.ncbi.nlm.nih.gov/pubmed/30741503.

[21] DHARMAGE S C, PERRET J L, CUSTOVIC A. Epidemiology of Asthma in Children and Adults. Frontiers in pediatrics, 2019, 7:246. [accessed: 26 January 2022] . Available at: http://www.ncbi.nlm.nih.gov/pubmed/31275909.

[22] D'Amato G. Effects of climatic changes and urban air pollution on the rising trends of respiratory allergy and asthma. Multidisciplinary respiratory medicine, 2011, 6 (1):28-37. [accessed: 26 January 2022] . Available at: http://www.ncbi.nlm.nih.gov/pubmed/22958620.

[23] GUARNIERI M, BALMES J R. Outdoor air pollution and asthma. Lancet, 2014, 383 (9928):1581-92. [accessed: 26 January 2022] . Available at: http://www.ncbi.nlm.nih.gov/pubmed/24792855.

[24] FERRANTE G, LA GRUTTA S. The Burden of Pediatric Asthma. Frontiers in pediatrics, 2018, 6:186. [accessed: Available at: http://www.ncbi.nlm.nih.gov/pubmed/29988370.

[25] Global Asthma Network. The Global Asthma Report 2018. Auckland, New Zealand: Global Asthma Network [Internet] . 2018. [accessed: 27 January 2022] . Available at: http://globalasthmanetwork.org/.

[26] BRAKEMA E A, TABYSHOVA A, VAN DER KLEIJ R, et al. The socioeconomic burden of chronic lung disease in low-resource settings across the globe-an observational FRESH AIR study. Respir Res, 2019, 20 (1):291. [accessed: 17 May 2022] . Available at: https://www.ncbi.nlm.nih.gov/pubmed/31864411.

[27] European Respiratory Society on behalf of the Forum of International Respiratory Societies. The Global Impact of Respiratory Disease - Second Edition: 2017. updated [accessed: 28 January 2022] . Available at: https://theunion.org/technical-publications/the-global-impact-of-respiratory-disease.

[28] KHALTAEV N. GARD, a new way to battle with chronic respiratory diseases, from disease oriented programmes to global partnership. Journal of thoracic disease, 2017, 9 (11):4676-89. [accessed: Available at: http://www.ncbi.nlm.nih.gov/pubmed/29268538.

[29] International Pharmaceutical Federation. FIP Statement of Policy - The role of the pharmacist in the prevention and treatment of chronic disease: 2006. updated [accessed: 29 Jan 2022] . Available at: https://www.fip.org/file/1468.

[30] International Pharmaceutical Federation. FIP Statement of Policy-The role of pharmacists in noncommunicable diseases: 2019. updated [accessed: 29 Jan 2022] . Available at: https://www.fip.org/file/4338.

[31] ARMOUR C, BOSNIC-ANTICEVICH S, BRILLANT M, et al. Pharmacy Asthma Care Program (PACP) improves outcomes for patients in the community. Thorax, 2007, 62 (6) :496-502. [accessed: 24 June 2022] . Available at: https://www.ncbi.nlm.nih. gov/pubmed/17251316.

[32] MEHUYS E, VAN BORTEL L, DE BOLLE L, et al. Effectiveness of pharmacist intervention for asthma control improvement. Eur Respir J. 2008;31 (4) :790-9. [accessed: 27 May 2022] . Available at: https://www.ncbi.nlm.nih.gov/ pubmed/18094011.

[33] BEREZNICKI B J, PETERSON G M, JACKSON S L, et al. Pharmacist-initiated general practitioner referral of patients with suboptimal asthma management. Pharm World Sci, 2008, 30 (6) :869-75. [accessed: 22 June 2022] . Available at: https://www.ncbi. nlm.nih.gov/pubmed/18679820.

[34] HU Y, YAO D, UNG C O L, et al. Promoting Community Pharmacy Practice for Chronic Obstructive Pulmonary Disease (COPD) Management: A Systematic Review and Logic Model. Int J Chron Obstruct Pulmon Dis, 2020, 15:1863-75. [accessed: 21 April 2022] . Available at: https://www.ncbi.nlm.nih.gov/pubmed/32821091.

[35] DAVIS E, MARRA C, GAMBLE J M, et al. Effectiveness of a pharmacist-driven intervention in COPD (EPIC): study protocol for a randomized controlled trial. Trials, 2016, 17 (1) :502. [accessed: 27 May 2022] . Available at: https://www.ncbi.nlm. nih.gov/pubmed/27737686.

[36] World Health Organization. Chronic respiratory diseases: asthma: World Health Organization; 3 May 2022. updated [accessed: 15 May 2022] . Available at: https:// www.who.int/news-room/questions-and-answers/item/chronic-respiratory-diseases- asthma.

[37] PATEL S J, TEACH S J. Asthma. Pediatr Rev, 2019, 40 (11) :549-67. [accessed: 4 May 2022] . Available at: https://www.ncbi.nlm.nih.gov/pubmed/31676529.

[38] CASTILLO J R, PETERS S P, BUSSE W W. Asthma Exacerbations: Pathogenesis, Prevention, and Treatment. J Allergy Clin Immunol Pract, 2017, 5 (4) :918-27. [accessed: 11 March 2022] . Available at: https://www.ncbi.nlm.nih.gov/ pubmed/28689842.

[39] BARNES P J. Cellular and molecular mechanisms of asthma and COPD. Clin Sci (Lond), 2017, 131 (13) :1541-58. [accessed: 17 May 2022] . Available at: https://www. ncbi.nlm.nih.gov/pubmed/28659395.

[40] VOGELMEIER C F, ROMAN-RODRIGUEZ M, SINGH D, et al. Goals of COPD treatment: Focus on symptoms and exacerbations. Respir Med, 2020, 166:105938.

[accessed: 17 May 2022]. Available at: https://www.ncbi.nlm.nih.gov/pubmed/32250871.

[41] HEFFLER E, CRIMI C, MANCUSO S, et al. Misdiagnosis of asthma and COPD and underuse of spirometry in primary care unselected patients. Respir Med, 2018, 142:48–52. [accessed: 15 May 2022]. Available at: https://www.ncbi.nlm.nih.gov/pubmed/30170801.

[42] TRIVEDI M D E. Asthma in Children and Adults—What Are the Differences and What Can They Tell us About Asthma? Frontiers in pediatrics. 25 June 2022 7 (256). [accessed: 15 May 2022]. Available at: https://www.ncbi.nlm.nih.gov/pmc/articles/PMC6603154/#.

[43] NAKAMURA Y, TAMAOKI J, NAGASE H, et al. Japanese guidelines for adult asthma 2020. Allergology international : official journal of the Japanese Society of Allergology, 2020, 69 (4):519–48. [accessed: 2 June 2022]. Available at: https://www.ncbi.nlm.nih.gov/pubmed/32893125.

[44] WU T D, BRIGHAM E P, MCCORMACK M C. Asthma in the Primary Care Setting. Med Clin North Am, 2019, 103 (3):435–52. [accessed: 15 May 2022]. Available at: https://www.ncbi.nlm.nih.gov/pubmed/30955512.

[45] TSILIGIANNI I G, ROMáN–RODRíGUEZ M. IPCRG. Desktop Helper No. 8–Improving care for women with COPD [Internet]. 2018. updated [accessed: 4 August 2022]. Available at: https://www.ipcrg.org/sites/ipcrg/files/content/attachments/2020–02–19/DTH8_Improving_care_of_women_with_COPD.PDF.

[46] DE BENEDICTIS F M, ATTANASI M. Asthma in childhood. European Respiratory Review, 2016, 25 (139):41–7. [accessed: 15 May 2022]. Available at: https://err.ersjournals.com/content/errev/25/139/41.full.pdf.

[47] HIROSE M, HORIGUCHI T. Asthma phenotypes. J Gen Fam Med, 2017, 18 (5):189–94. [accessed: 11 May 2022]. Available at: https://www.ncbi.nlm.nih.gov/pubmed/29264025.

[48] LI A, CHAN H P, GAN P X L, et al. Eosinophilic endotype of chronic obstructive pulmonary disease: similarities and differences from asthma. Korean J Intern Med, 2021, 36 (6):1305–19. [accessed: 12 May 2022]. Available at: https://www.ncbi.nlm.nih.gov/pubmed/34634855.

[49] HONKAMAKI J, HISINGER–MOLKANEN H, ILMARINEN P, et al. Age– and gender–specific incidence of new asthma diagnosis from childhood to late adulthood. Respir Med, 2019, 154:56–62. [accessed: 12 May 2022]. Available at: https://www.ncbi.nlm.nih.

gov/pubmed/31212122.

[50] AKAR-GHIBRIL N, CASALE T, CUSTOVIC A, et al. Allergic Endotypes and Phenotypes of Asthma. J Allergy Clin Immunol Pract, 2020, 8 (2):429-40.[accessed: 11 May 2022]. Available at: https://www.ncbi.nlm.nih.gov/pubmed/32037107.

[51] PAKKASELA J, ILMARINEN P, HONKAMAKI J, et al. Age-specific incidence of allergic and non-allergic asthma. BMC Pulm Med, 2020, 20 (1):9.[accessed: 11 May 2022]. Available at: https://www.ncbi.nlm.nih.gov/pubmed/31924190.

[52] ALZGHOUL B N, AS SAYAIDEH M, MORENO B F, et al. Pulmonary hypertension in eosinophilic versus noneosinophilic COPD. ERJ Open Res, 2021, 7 (1).[accessed: 6 June 2022]. Available at: https://www.ncbi.nlm.nih.gov/pubmed/33718496.

[53] SINYOR B, CONCEPCION PEREZ L. Pathophysiology Of Asthma. StatPearls. 2022.[accessed: 15 May 2022]. Available at: https://www.ncbi.nlm.nih.gov/pubmed/31869060.

[54] International Pharmaceutical Federation. Mitigating the impact of air pollution on health: The role of community pharmacists - Global survey report. The Hague: International Pharmaceutical Federation [Internet]. 2020.[accessed: 15 March 2022]. Available at: https://www.fip.org/file/4807.

[55] BRIDGEMAN M B, WILKEN L A. Essential Role of Pharmacists in Asthma Care and Management. J Pharm Pract, 2021, 34 (1):149-62.[accessed: 15 June 2022]. Available at: https://www.ncbi.nlm.nih.gov/pubmed/32495701.

[56] BENAVIDES S, RODRIGUEZ J C, MANISCALCO-FEICHTL M. Pharmacist involvement in improving asthma outcomes in various healthcare settings: 1997 to present. Ann Pharmacother, 2009, 43 (1):85-97.[accessed: 27 May 2022]. Available at: https://www.ncbi.nlm.nih.gov/pubmed/19109213.

[57] JIA X, ZHOU S, LUO D, et al. Effect of pharmacist-led interventions on medication adherence and inhalation technique in adult patients with asthma or COPD: A systematic review and meta-analysis. J Clin Pharm Ther, 2020, 45 (5):904-17.[accessed: 15 June 2022]. Available at: https://www.ncbi.nlm.nih.gov/pubmed/32107837.

[58] MAHDAVI H, ESMAILY H. Impact of educational intervention by community pharmacists on asthma clinical outcomes, quality of life and medication adherence: A systematic review and meta-analysis. J Clin Pharm Ther, 2021, 46 (5):1254-62.[accessed: 31 May 2022]. Available at: https://www.ncbi.nlm.nih.gov/pubmed/33817821.

[59] HESSO I, GEBARA S N, KAYYALI R. Impact of community pharmacists in COPD management: Inhalation technique and medication adherence. Respir Med, 2016,

118:22-30. [accessed: 27 May 2022]. Available at: https://www.ncbi.nlm.nih.gov/pubmed/27578467.

[60] HUDD T R. Emerging role of pharmacists in managing patients with chronic obstructive pulmonary disease. American journal of health-system pharmacy: AJHP: official journal of the American Society of Health-System Pharmacists, 2020, 77 (19):1625-30. [accessed: 21 April 2022]. Available at: https://www.ncbi.nlm.nih.gov/pubmed/32699897.

[61] MORANTA F, SáNCHEZ N, PLAZA F J. Actualización del papel del farmacéutico comunitario en el manejo del paciente asmático. Farmacéuticos Comunitarios, 2021, 13 (3): 29-37. [accessed: 27 May 2022]. Available at: https://www.farmaceuticoscomunitarios.org/es/journal-article/actualizacion-del-papel-del-farmaceutico-comunitario-manejo-del-paciente-asmatico.

[62] Grupo de Respiratorio en Atención Primaria, Flor X, Álvarez S. Guía Asma Grap 2020. 2020. [accessed: 27 May 2022]. Available at: https://issuu.com/respiratoriograp/docs/guia_grap.

[63] GEMA 5.1. Guía Española para el Manejo del Asma [Internet]. updated [accessed: 27 May 2022]. Available at: https://www.gemasma.com/sites/default/files/2021-05/GEMA_51_26052021.pdf.

[64] World Health Organization. WHO strategy for prevention and control of chronic respiratory diseases. Geneva: World Health Organization [Internet]. 2002. [accessed: 7 June 2022]. Available at: https://www.who.int/publications/i/item/who-strategy-for-prevention-and-control-of-chronic-respiratory-diseases.

[65] World Health Organization. Effective communications: participant handbook: communications training programme for WHO staff. Geneve: World Health Organization [Internet]. 2015. [accessed: 7 June 2022]. Available at: https://www.who.int/publications/i/item/effective-communications-participant-handbook-communications-training-programme-for-who-staff.

[66] NCD Alliance. Tobacco Use [Internet]. updated [accessed: 15 June 2022]. Available at: https://ncdalliance.org/why-ncds/risk-factors-prevention/tobacco-use.

[67] NCD Alliance. The NCD Alliance: Putting non-communicable diseases on the global agenda [Internet]. updated [accessed: 15 June 2022]. Available at: https://ncdalliance.org/sites/default/files/rfiles/NCDA_Tobacco_and_Health.pdf.

[68] World Health Organization. WHO Framework Convention on Tobacco Control. Geneve: World Health Organization [Internet]. 2003. [accessed: 15 June 2022]. Available

at: https://apps.who.int/iris/bitstream/handle/10665/42811/9241591013.pdf.

[69] World Health Organization. WHO highlights huge scale of tobacco-related lung disease deaths: 2019. updated [accessed: 9 June 2022]. Available at: https://www.who.int/news/item/29-05-2019-who-highlights-huge-scale-of-tobacco-related-lung-disease-deaths.

[70] Centers for Disease Control and Prevention. Smoking and Respiratory Diseases [Internet]. 2014. updated [accessed: 9 June 2022]. Available at: https://www.cdc.gov/tobacco/sgr/50th-anniversary/pdfs/fs_smoking_respiratory_508.pdf.

[71] YANG I A, JENKINS C R, SALVI S S. Chronic obstructive pulmonary disease in never-smokers: risk factors, pathogenesis, and implications for prevention and treatment. Lancet Respir Med, 2022, 10 (5):497-511.[accessed: 10 August 2022]. Available at: https://www.ncbi.nlm.nih.gov/pubmed/35427530.

[72] World Health Organization. It's time to invest in cessation: the global investment case for tobacco cessation. Geneva: World Health Organization [Internet]. 2021.[accessed: 15 June 2022]. Available at: https://www.who.int/publications/i/item/9789240039308.

[73] World Health Organization. MPOWER [Internet]. updated [accessed: 15 June 2022]. Available at: https://www.who.int/initiatives/mpower.

[74] World Health Organization. Quitting tobacco [Internet]. updated [accessed: 15 June 2022]. Available at: https://www.who.int/activities/quitting-tobacco.

[75] World Health Organization. Training for primary care providers: brief tobacco interventions (WHO e-Learning course)[Internet]. updated [accessed: 15 June 2022]. Available at: https://www.campusvirtualsp.org/en/node/30781.

[76] Van SCHAYCK O C P, WILLIAMS S, BARCHILON V, et al. Treating tobacco dependence: guidance for primary care on life-saving interventions. Position statement of the IPCRG. NPJ Prim Care Respir Med, 2017, 27 (1):38.[accessed: 12 July 2022]. Available at: https://www.ncbi.nlm.nih.gov/pubmed/28600490.

[77] BAXTER N. IPCRG. Desktop Helper No. 4-Helping patients quit tobacco-3rd edition: 2019. updated [accessed: 27 May 2022]. Available at: https://www.ipcrg.org/desktophelpers/desktop-helper-no-4-helping-patients-quit-tobacco-3rd-edition.

[78] World Health Organization. Toolkit for delivering the 5A's and 5R's brief tobacco interventions in primary care. Geneva: World Health Organization [Internet]. 2014. [accessed: 9 June 2022]. Available at: https://apps.who.int/iris/bitstream/handle/10665/112835/9789241506953_eng.pdf?sequence=1.

[79] American Society on Aging, American Society of Consultant Pharmacists Foundation.

Facilitating Behavior Change [Internet]. 2012. updated [accessed: 9 June 2022].
Available at: http://adultmeducation.com/FacilitatingBehaviorChange.html.

[80] MICHIE S, van STRALEN M M, WEST R. The behaviour change wheel: a new method
for characterising and designing behaviour change interventions. Implement Sci, 2011,
6:42. [accessed: 12 August 2022]. Available at: https://www.ncbi.nlm.nih.gov/
pubmed/21513547.

[81] MERSHA A G, GOULD G S, BOVILL M, et al. Barriers and Facilitators of Adherence to
Nicotine Replacement Therapy: A Systematic Review and Analysis Using the Capability,
Opportunity, Motivation, and Behaviour (COM-B) Model. Int J Environ Res Public
Health, 2020, 17 (23). [accessed: 12 August 2022]. Available at: https://www.
ncbi.nlm.nih.gov/pubmed/33265956.

[82] CONDINHO M, RAMALHINHO I, SINOGAS C. Smoking Cessation at the Community
Pharmacy: Determinants of Success from a Real-Life Practice. Pharmacy (Basel),
2021, 9 (3). [accessed: 19 April 2022]. Available at: https://www.ncbi.nlm.nih.
gov/pubmed/34449711.

[83] International Pharmaceutical Federation. Establishing tobacco-free communities: A
practical guide for pharmacists. The Hague: International Pharmaceutical Federation
[Internet]. 2015. [accessed: 15 March 2022]. Available at: https://www.fip.org/
file/1358.

[84] LEAS B, D'ANCI K, APTER A, et al. Effectiveness of indoor allergen reduction in
asthma management: A systematic review. Journal of Allergy and Clinical Immunology,
2018, 141 (5). [accessed: 10 July 2022]. Available at: https://pubmed.ncbi.nlm.
nih.gov/29452202/.

[85] YUKSELEN A. Role of immunotherapy in the treatment of allergic asthma. World Journal
of Clinical Cases, 2014, 2 (12):859. [accessed: 10 July 2022]. Available at:
https://dx.doi.org/10.12998/wjcc.v2.i12.859.

[86] NORMANSELL R, KEW K M, BRIDGMAN A-L. Sublingual immunotherapy for asthma.
Cochrane Database of Systematic Reviews, 2015, 2015 (8). [accessed: 10 July
2022]. Available at: https://dx.doi.org/10.1002/14651858.cd011293.pub2.

[87] RICE J L, DIETTE G B, SUAREZ-CUERVO C, et al. Allergen-Specific Immunotherapy
in the Treatment of Pediatric Asthma: A Systematic Review. Pediatrics, 2018, 141 (5).
[accessed: 10 July 2022]. Available at: https://dx.doi.org/10.1542/peds.2017-3833.

[88] MANISALIDIS I, STAVROPOULOU E, STAVROPOULOS A, et al. Environmental and
Health Impacts of Air Pollution: A Review. Front Public Health, 2020, 8:14. [accessed:

11 July 2022〕. Available at: https://www.ncbi.nlm.nih.gov/pubmed/32154200.

〔89〕ZHENG X-Y, DING H, JIANG L-N, et al. Association between Air Pollutants and Asthma Emergency Room Visits and Hospital Admissions in Time Series Studies: A Systematic Review and Meta-Analysis. PLOS ONE, 2015, 10（9）.〔accessed: 10 July 2022〕. Available at: https://dx.doi.org/10.1371/journal.pone.0138146.

〔90〕MAZENQ J, DUBUS J-C, GAUDART J, et al. City housing atmospheric pollutant impact on emergency visit for asthma: A classification and regression tree approach. Respiratory Medicine, 2017, 132:1-8.〔accessed: 10 July 2022〕. Available at: https://dx.doi.org/10.1016/j.rmed.2017.09.004.

〔91〕World Health Organization. Air pollution: updated〔accessed: 11 July 2022〕. Available at: https://www.who.int/health-topics/air-pollution#tab=tab_1.

〔92〕UPHAM J, HOLT P. Environment and development of atopy. Current Opinion in Allergy & Clinical Immunology, 2005, 5（2）:167-72.〔accessed: 10 July 2022〕. Available at: https://pubmed.ncbi.nlm.nih.gov/15764908/.

〔93〕HAUPTMAN M, GAFFIN J M, PETTY C R, et al. Proximity to major roadways and asthma symptoms in the School Inner-City Asthma Study. Journal of Allergy and Clinical Immunology, 2020, 145（1）:119-26.〔accessed: 10 July 2022〕. Available at: https://dx.doi.org/10.1016/j.jaci.2019.08.038.

〔94〕BOWATTE G, LODGE C, LOWE A J, et al. The influence of childhood traffic-related air pollution exposure on asthma, allergy and sensitization: a systematic review and a meta-analysis of birth cohort studies. Allergy, 2015, 70（3）:245-56.〔accessed: 10 July 2022〕. Available at: https://dx.doi.org/10.1111/all.12561.

〔95〕ACHAKULWISUT P, BRAUER M, HYSTAD P, et al. Global, national, and urban burdens of paediatric asthma incidence attributable to ambient NO2 pollution: estimates from global datasets. The Lancet Planetary Health, 2019, 3（4）:166-78.〔accessed: 10 July 2022〕. Available at: https://dx.doi.org/10.1016/s2542-5196（19）30046-4.

〔96〕SIDDHARTHAN T, GRIGSBY M R, GOODMAN D, et al. Association between Household Air Pollution Exposure and Chronic Obstructive Pulmonary Disease Outcomes in 13 Low- and Middle-Income Country Settings. Am J Respir Crit Care Med. 2018;197（5）:611-20.〔accessed: 22 April 2022〕. Available at: https://www.ncbi.nlm.nih.gov/pubmed/29323928.

〔97〕THIEN F, BEGGS P J, CSUTOROS D, et al. The Melbourne epidemic thunderstorm asthma event 2016: an investigation of environmental triggers, effect on health services, and patient risk factors. Lancet Planet Health, 2018, 2（6）:e255-e63.〔accessed: 5

August 2022]. Available at: https://www.ncbi.nlm.nih.gov/pubmed/29880157.

[98] WHYAND T, HURST J R, BECKLES M, et al. Pollution and respiratory disease: can diet or supplements help? A review. Respir Res, 2018, 19 (1) :79. [accessed: 11 March 2022]. Available at: https://www.ncbi.nlm.nih.gov/pubmed/29716592.

[99] DOHERTY R M, HEAL M R, O'CONNOR F M. Climate change impacts on human health over Europe through its effect on air quality. Environ Health, 2017, 16 (Suppl 1) :118. [accessed: 11 July 2022]. Available at: https://www.ncbi.nlm.nih.gov/pubmed/29219103.

[100] EGUILUZ–GRACIA I, MATHIOUDAKIS A G, BARTEL S, et al. The need for clean air: The way air pollution and climate change affect allergic rhinitis and asthma. Allergy, 2020, 75 (9) :2170–2184. [accessed: 11 July 2022]. Available at: https://www.ncbi.nlm.nih.gov/pubmed/31916265.

[101] STARUP–HANSEN J, DUNNE H, SADLER J, et al. Climate change in healthcare: Exploring the potential role of inhaler prescribing. Pharmacol Res Perspect, 2020, 8 (6) :e00675. [accessed: 11 July 2022]. Available at: https://www.ncbi.nlm.nih.gov/pubmed/33124196.

[102] CHISLOCK M F, DOSTER E, ZITOMER R A, et al. Eutrophication: Causes, Consequences, and Controls in Aquatic Ecosystems. Nature Education Knowledge, 2013, 4 (4) :10. [accessed: 5 September 2022]. Available at: https://www.nature.com/scitable/knowledge/library/eutrophication–causes–consequences–and–controls–in–aquatic–102364466/.

[103] JESWANI H K, AZAPAGIC A. Life cycle environmental impacts of inhalers. J Clean Prod, 2019, 237 (117733). [accessed: 5 August 2022]. Available at: https://www.sciencedirect.com/science/article/abs/pii/S0959652619325934.

[104] PERNIGOTTI D, STONHAM C, PANIGONE S, et al. Reducing carbon footprint of inhalers: analysis of climate and clinical implications of different scenarios in five European countries. BMJ Open Respir Res, 2021, 8 (1). [accessed: 5 August 2022]. Available at: https://www.ncbi.nlm.nih.gov/pubmed/34872967.

[105] BLANC P D, ANNESI–MAESANO I, BALMES J R, et al. The Occupational Burden of Nonmalignant Respiratory Diseases. An Official American Thoracic Society and European Respiratory Society Statement. Am J Respir Crit Care Med, 2019, 199 (11) :1312–1334. [accessed: 11 July 2022]. Available at: https://www.ncbi.nlm.nih.gov/pubmed/31149852.

[106] BAUR X, SIGSGAARD T, AASEN T B, et al. Guidelines for the management of work–

related asthma. European Respiratory Journal, 2012, 39（3）:529–45.［accessed: 02 July 2022］. Available at: https://dx.doi.org/10.1183/09031936.00096111.

［107］HENNEBERGER P K, PATEL J R, DE GROENE G J, et al. Workplace interventions for treatment of occupational asthma. Cochrane Database of Systematic Reviews, 2019（10）.［accessed: 02 July 2022］. Available at: https://pubmed.ncbi.nlm.nih.gov/31593318/.

［108］KOGEVINAS M, ZOCK J P, JARVIS D, et al. Exposure to substances in the workplace and new-onset asthma: an international prospective population-based study（ECRHS-II）. Lancet, 2007, 370（9584）:336–41.［accessed: 02 July 2022］. Available at: https://www.thelancet.com/journals/lancet/article/PIIS0140-6736（07）61164-7/fulltext.

［109］BALMES J, BECKLAKE M, BLANC P, et al. American Thoracic Society Statement. American Journal of Respiratory and Critical Care Medicine, 2003, 167（5）:787–97.［accessed: 02 July 2022］. Available at: https://dx.doi.org/10.1164/rccm.167.5.787.

［110］PAULIN L M, DIETTE G B, BLANC P D, et al. Occupational Exposures Are Associated with Worse Morbidity in Patients with Chronic Obstructive Pulmonary Disease. American Journal of Respiratory and Critical Care Medicine, 2015, 191（5）:557–65.［accessed: 02 July 2022］. Available at: https://dx.doi.org/10.1164/rccm.201408-1407oc.

［111］DE MATTEIS S, JARVIS D, DARNTON A, et al. The occupations at increased risk of COPD: analysis of lifetime job-histories in the population-based UK Biobank Cohort. European Respiratory Journal, 2019, 54（1）.［accessed: 02 July 2022］. Available at: https://dx.doi.org/10.1183/13993003.00186-2019.

［112］MARCHETTI N, GARSHICK E, KINNEY G L, et al. Association between Occupational Exposure and Lung Function, Respiratory Symptoms, and High-Resolution Computed Tomography Imaging in COPDGene. American Journal of Respiratory and Critical Care Medicine, 2014, 190（7）:756–62.［accessed: 02 July 2022］. Available at: https://dx.doi.org/10.1164/rccm.201403-0493oc.

［113］HNIZDO E. Association between Chronic Obstructive Pulmonary Disease and Employment by Industry and Occupation in the US Population: A Study of Data from the Third National Health and Nutrition Examination Survey. American Journal of Epidemiology, 2002, 156（8）:738–46.［accessed: 02 July 2022］. Available at: https://dx.doi.org/10.1093/aje/kwf105.

［114］BEIGELMAN A, BACHARIER L B. Early-life respiratory infections and asthma development. Current Opinion in Allergy & Clinical Immunology, 2016, 16 (2):172-8.[accessed: 02 July 2022]. Available at: https://dx.doi.org/10.1097/aci.0000000000000244.

[115] JACKSON D J, JOHNSTON S L. The role of viruses in acute exacerbations of asthma. Journal of Allergy and Clinical Immunology, 2010, 125 (6):1178-87.[accessed: 02 July 2022]. Available at: https://dx.doi.org/10.1016/j.jaci.2010.04.021.

[116] BUSSE W W, LEMANSKE R F JR, JE G. Role of viral respiratory infections in asthma and asthma exacerbations. Lancet, 2010, 376 (9743):826 - 34.[accessed: 02 July 2022]. Available at: https://www.ncbi.nlm.nih.gov/pmc/articles/PMC2972660/.

[117] Centers for Disease Control and Prevention. Prevention Strategies for Seasonal Influenza in Healthcare Settings: CDC, 2021. updated [accessed: Available at: https://www.cdc.gov/flu/professionals/infectioncontrol/healthcaresettings.htmhttps://www.cdc.gov/flu/professionals/infectioncontrol/healthcaresettings.htm.

[118] DAVIES G A, ALSALLAKH M A, SIVAKUMARAN S, et al. Impact of COVID-19 lockdown on emergency asthma admissions and deaths: national interrupted time series analyses for Scotland and Wales. Thorax, 2021, 76 (9):867-73.[accessed: 07 July 2022]. Available at: https://dx.doi.org/10.1136/thoraxjnl-2020-216380.

[119] AHANCHIAN H, JONES C M, CHEN Y-S, et al. Respiratory viral infections in children with asthma: do they matter and can we prevent them? BMC Pediatrics, 2012, 12 (1):147.[accessed: 02 July 2022]. Available at: https://dx.doi.org/10.1186/1471-2431-12-147.

[120] MURPHY V E, POWELL H, WARK P A B, et al. A Prospective Study of Respiratory Viral Infection in Pregnant Women With and Without Asthma. Chest, 2013, 144 (2):420-7.[accessed: 07 July 2022]. Available at: https://dx.doi.org/10.1378/chest.12-1956.

[121] ROBINSON R F. Hospital pharmacists' role in the prevention and management of respiratory syncytial virus American Journal of Health-System Pharmacy, 2008, 65 (1):S20 - S2.[accessed: 07 July 2022]. Available at: https://academic.oup.com/ajhp/article-abstract/65/23_Supplement_8/S20/5128241.

[122] JC C, RJ M. Management of Respiratory Disorders and the Pharmacist's Role: Cough, Colds, and Sore Throats and Allergies (Including Eyes). Encyclopedia of Pharmacy Practice and Clinical Pharmacy, 2019:282-91.[accessed: 07 July 2022]. Available at: https://www.ncbi.nlm.nih.gov/pmc/articles/PMC7173409/.

[123] WHITTAKER BROWN S, BRAMAN S. Recent Advances in the Management of Acute

Exacerbations of Chronic Obstructive Pulmonary Disease. Medical Clinics of North America, 2020, 104（4）.［accessed：07 July 2022］. Available at：https://www.sciencedirect.com/science/article/abs/pii/S0025712520300110?via%3Dihub.

［124］CHOI J, OH J Y, LEE Y S, et al. Bacterial and Viral Identification Rate in Acute Exacerbation of Chronic Obstructive Pulmonary Disease in Korea. Yonsei Medical Journal, 2019, 60（2）:216.［accessed：07 July 2022］. Available at：https://dx.doi.org/10.3349/ymj.2019.60.2.216.

［125］LI L-C, HAN Y-Y, ZHANG Z-H, et al. Chronic Obstructive Pulmonary Disease Treatment and Pharmacist-Led Medication Management. Drug Design, Development and Therapy, 2021, 15:111-24.［accessed：20 May 2022］. Available at：https://dx.doi.org/10.2147/dddt.s286315.

［126］LLOR C, MORAGAS A, HERNáNDEZ S, et al. Efficacy of Antibiotic Therapy for Acute Exacerbations of Mild to Moderate Chronic Obstructive Pulmonary Disease. American Journal of Respiratory and Critical Care Medicine, 2012, 186（8）:716-23.［accessed：07 July 2022］. Available at：https://dx.doi.org/10.1164/rccm.201206-0996oc.

［127］SAFARIKA A, GALANI I, PISTIKI A, et al. Time‐kill effect of levofloxacin on multidrug-resistant Pseudomonas aeruginosa and Acinetobacter baumannii：synergism with imipenem and colistin. European Journal of Clinical Microbiology & Infectious Diseases, 2015, 34（2）:317-23.［accessed：07 July 2022］. Available at：https://dx.doi.org/10.1007/s10096-014-2231-7.

［128］VERMEERSCH K, GABROVSKA M, AUMANN J, et al. Azithromycin during Acute Chronic Obstructive Pulmonary Disease Exacerbations Requiring Hospitalization（BACE）. A Multicenter, Randomized, Double-Blind, Placebo-controlled Trial. American Journal of Respiratory and Critical Care Medicine, 2019, 200（7）:857-68.［accessed：07 July 2022］. Available at：https://dx.doi.org/10.1164/rccm.201901-0094oc.

［129］PARSONS J P, HALLSTRAND T S, MASTRONARDE J G, et al. An Official American Thoracic Society Clinical Practice Guideline：Exercise-induced Bronchoconstriction. American Journal of Respiratory and Critical Care Medicine, 2013, 187（9）:1016-27.［accessed：10 July 2022］. Available at：https://dx.doi.org/10.1164/rccm.201303-0437st.

［130］HANSEN E S H, PITZNER-FABRICIUS A, TOENNESEN L L, et al. Effect of aerobic exercise training on asthma in adults：a systematic review and meta-analysis. European

Respiratory Journal, 2020, 56（1）.［accessed：08 July 2022］. Available at：https://dx.doi.org/10.1183/13993003.00146-2020.

［131］BEGGS S, FOONG Y, LE H, et al. Swimming training for asthma in children and adolescents aged 18 years and under. Cochrane Database System Review, 2013, 30（4）.［accessed：08 July 2022］. Available at：https://pubmed.ncbi.nlm.nih.gov/23633375/.

［132］WATZ H, PITTA F, ROCHESTER C L, et al. An official European Respiratory Society statement on physical activity in COPD. European Respiratory Journal, 2014, 44（6）:1521-37.［accessed：10 July 2022］. Available at：https://dx.doi.org/10.1183/09031936.00046814.

［133］WATZ H, WASCHKI B, MEYER T, et al. Physical activity in patients with COPD. European Respiratory Journal, 2008, 33（2）:262-72.［accessed：10 July 2022］. Available at：https://dx.doi.org/10.1183/09031936.00024608.

［134］ALBARRATI A M, GALE N S, MUNNERY M M, et al. Daily physical activity and related risk factors in COPD. BMC Pulmonary Medicine, 2020, 20（1）.［accessed：10 July 2022］. Available at：https://dx.doi.org/10.1186/s12890-020-1097-y.

［135］PITTA F, TROOSTERS T, SPRUIT M A, et al. Characteristics of Physical Activities in Daily Life in Chronic Obstructive Pulmonary Disease. American Journal of Respiratory and Critical Care Medicine, 2005, 171（9）:972-7.［accessed：10 July 2022］. Available at：https://dx.doi.org/10.1164/rccm.200407-855oc.

［136］JAKES R W. Physical Inactivity Is Associated with Lower Forced Expiratory Volume in 1 Second : European Prospective Investigation into Cancer-Norfolk Prospective Population Study. American Journal of Epidemiology, 2002, 156（2）:139-47. ［accessed：10 July 2022］. Available at：https://dx.doi.org/10.1093/aje/kwf021.

［137］PELKONEN M, NOTKOLA I-L, LAKKA T, et al. Delaying Decline in Pulmonary Function with Physical Activity. American Journal of Respiratory and Critical Care Medicine, 2003, 168（4）:494-9.［accessed：10 July 2022］. Available at：https://dx.doi.org/10.1164/rccm.200208-954oc.

［138］SHIN K-C. Physical activity in chronic obstructive pulmonary disease：clinical impact and risk factors. The Korean Journal of Internal Medicine, 2018, 33（1）:75-7. ［accessed：10 July 2022］. Available at：https://dx.doi.org/10.3904/kjim.2017.387.

［139］GARCIA-AYMERICH J, LANGE P, BENET M, et al. Regular Physical Activity Modifies Smoking-related Lung Function Decline and Reduces Risk of Chronic Obstructive Pulmonary Disease. American Journal of Respiratory and Critical Care

Medicine, 2007, 175（5）:458-63.［accessed: 10 July 2022］. Available at: https://dx.doi.org/10.1164/rccm.200607-896oc.

［140］ANDRIANASOLO R M, KESSE-GUYOT E, ADJIBADE M, et al. Associations between dietary scores with asthma symptoms and asthma control in adults. European Respiratory Journal, 2018, 52（1）.［accessed: 10 July 2022］. Available at: https://dx.doi.org/10.1183/13993003.02572-2017.

［141］ALWARITH J, KAHLEOVA H, CROSBY L, et al. The role of nutrition in asthma prevention and treatment. Nutrition Reviews, 2020, 78（11）:928-38.［accessed: 10 July 2022］. Available at: https://dx.doi.org/10.1093/nutrit/nuaa005.

［142］AIT-HADAD W, BéDARD A, CHANOINE S, et al. Healthy diet associated with better asthma outcomes in elderly women of the French Asthma-E3N study. European Journal of Nutrition. 2022.［accessed: 10 July 2022］. Available at: https://dx.doi.org/10.1007/s00394-022-02815-0.

［143］BéDARD A, LI Z, AIT-HADAD W, et al. The Role of Nutritional Factors in Asthma: Challenges and Opportunities for Epidemiological Research. International Journal of Environmental Research and Public Health, 2021, 18（6）:3013.［accessed: 10 July 2022］. Available at: https://dx.doi.org/10.3390/ijerph18063013.

［144］BURKS A, TANG M, SICHERER S, et al. ICON: food allergy. Journal of Allergy and Clinical Immunology, 2012, 129（4）:906-20.［accessed: 10 July 2022］. Available at: https://pubmed.ncbi.nlm.nih.gov/22365653/.

［145］Taylor S, Bush R, Selner J et al. Sensitivity to sulfited foods among sulfite-sensitive subjects with asthma. Journal of Allergy and Clinical Immunology, 1988, 81（6）:1159-67.［accessed: 10 July 2022］. Available at: https://dx.doi.org/10.1016/0091-6749（88）90885-8.

［146］International Pharmaceutical Federation. Nutrition and weight management services: A toolkit for pharmacists. The Hague:［Internet］. 2021.［accessed: Available at: https://www.fip.org/file/4986.

［147］National Institute for Health and Care Excellence. Managing Malnutrition in COPD. United Kingdom:［Internet］. 2020.［accessed: 10 July 2022］. Available at: https://www.malnutritionpathway.co.uk/copd.

［148］TIBOSCH M, VERHAAK C, MERKUS P. Psychological characteristics associated with the onset and course of asthma in children and adolescents: a systematic review of longitudinal effects. Patient Educ Couns, 2011, 82（1）.［accessed: 10 July 2022］. Available at: https://pubmed.ncbi.nlm.nih.gov/20409670/.

[149] CHEN E, MILLER G E. Stress and inflammation in exacerbations of asthma. Brain Behav Immun, 2007, 21（8）:993-9. [accessed: 11 July 2022］. Available at: https://www.ncbi.nlm.nih.gov/pubmed/17493786.

[150] RIETVELD S, VAN BEEST I, EVERAERD W. Stress-induced breathlessness in asthma. Psychol Med, 1999, 29（6）:1359-66. [accessed: 10 July 2022］. Available at: https://www.cambridge.org/core/journals/psychological-medicine/article/abs/stressinduced-breathlessness-in-asthma/7EFEFF568991F1501352765EFAE05A50.

[151] SANDBERG S, AHOLA S, OJA H, et al. The role of acute and chronic stress in asthma attacks in children. The Lancet, 2000, 356（9234）:982-7. [accessed: 10 July 2022］. Available at: https://www.thelancet.com/journals/lancet/article/PIIS014067360002715X/fulltext.

[152] LEHRER P M, ISENBERG S, HOCHRON S M. Asthma and Emotion: A Review. Journal of Asthma, 1993, 30（1）:5-21. [accessed: 10 July 2022］. Available at: https://www.tandfonline.com/doi/abs/10.3109/02770909309066375?journalCode=ijas20.

[153] FLANIGAN C, SHEIKH A, DUNNGALVIN A, et al. Prenatal maternal psychosocial stress and offspring's asthma and allergic disease: A systematic review and meta-analysis. Clinical & Experimental Allergy, 2018, 48（4）:403-14. [accessed: 10 July 2022］. Available at: https://dx.doi.org/10.1111/cea.13091.

[154] KOZYRSKYJ A L, MAI X-M, MCGRATH P, et al. Continued Exposure to Maternal Distress in Early Life Is Associated with an Increased Risk of Childhood Asthma. American Journal of Respiratory and Critical Care Medicine, 2008, 177（2）:142-7. [accessed: 10 July 2022］. Available at: https://dx.doi.org/10.1164/rccm.200703-381oc.

[155] YU T, FREI A, GERBEN, et al. Impact of Stressful Life Events on Patients with Chronic Obstructive Pulmonary Disease. Respiration, 2018, 95（2）:73-9. [accessed: 10 July 2022］. Available at: https://dx.doi.org/10.1159/000481714.

[156] HEIKKILA K, MADSEN I E H, NYBERG S T, et al. Job strain and COPD exacerbations: an individual-participant meta-analysis. European Respiratory Journal, 2014, 44（1）:247-51. [accessed: 10 July 2022］. Available at: https://dx.doi.org/10.1183/09031936.00205113.

[157] LU Y, NYUNT M S Z, GWEE X, et al. Life event stress and chronic obstructive pulmonary disease（COPD）: associations with mental well-being and quality of life

in a population-based study. BMJ Open. 2012;2（6）.［accessed: 10 July 2022］. Available at: https://dx.doi.org/10.1136/bmjopen-2012-001674.

［158］WRZECIONO A, CZECH O, BUCHTA K, et al. Assessment of Stress, Depressive and Anxiety Symptoms in Patients with COPD during In-Hospital Pulmonary Rehabilitation: An Observational Cohort Study. Medicina, 2021, 57（3）:197.［accessed: 10 July 2022］. Available at: https://pubmed.ncbi.nlm.nih.gov/33669130/.

［159］TSILIGIANNI I, WILLIAMS S. IPCRG. Desktop Helper No. 12-COPD and Mental Health: Holistic and Practical Guidance for Primary Care: 2022. updated［accessed: 27 May 2022］. Available at: https://www.ipcrg.org/dth12

［160］MARTíNEZ-GESTOSO S, GARCíA-SANZ M-T, CARREIRA J-M, et al. Impact of anxiety and depression on the prognosis of copd exacerbations. BMC Pulmonary Medicine, 2022, 22（1）.［accessed: 10 July 2022］. Available at: https://dx.doi. org/10.1186/s12890-022-01934-y.

［161］LO P-C, TSAI Y-T, LIN S-K, et al. Risk of asthma exacerbation associated with nonsteroidal anti-inflammatory drugs in childhood asthma. Medicine, 2016, 95（41）. ［accessed: 10 July 2022］. Available at: https://journals.lww.com/md-journal/ Fulltext/2016/10110/Risk_of_asthma_exacerbation_associated_with.32.aspx.

［162］MORALES D, GUTHRIE B, LIPWORTH B, et al. NSAID-exacerbated respiratory disease: a meta-analysis evaluating prevalence, mean provocative dose of aspirin and increased asthma morbidity. European Journal of Allergy and Clinical Immunology, 2015, 70（7）:828-35.［accessed: 10 July 2022］. Available at: https:// onlinelibrary.wiley.com/doi/10.1111/all.12629.

［163］RAJAN J, WINEINGER N, STEVENSON D, et al. Prevalence of aspirin-exacerbated respiratory disease among asthmatic patients: A meta-analysis of the literature. Journal of Allergy and Clinical Immunology, 2015, 135（3）:676-81.［accessed: 10 July 2022］. Available at: https://pubmed.ncbi.nlm.nih.gov/25282015/.

［164］SZCZEKLIK A, STEVENSON D. Aspirin-induced asthma: advances in pathogenesis and management. Journal of Allergy and Clinical Immunology, 1999, 104（1）:5-13. ［accessed: 10 July 2022］. Available at: https://pubmed.ncbi.nlm.nih.gov/10400832/.

［165］NIZANKOWSKA E, BESTYNSKA-KRYPEL A, CMIEL A, et al. Oral and bronchial provocation tests with aspirin for diagnosis of aspirin-induced asthma. European Respiratory Journal, 2000, 15（5）:863-9.［accessed: 10 July 2022］. Available at: https://dx.doi.org/10.1034/j.1399-3003.2000.15e09.x.

［166］EL MIEDANY Y, YOUSSEF S, AHMED I, et al. Safety of etoricoxib, a specific cyclooxygenase-2 inhibitor, in asthmatic patients with aspirin-exacerbated respiratory disease. Annual Allergy Asthma Immunology, 2006, 97（1）:105-9.［accessed: 10 July 2022］. Available at:https://linkinghub.elsevier.com/retrieve/pii/S1081-1206（10）61378-6.

［167］SZCZEKLIK A, SANAK M, NIZANKOWSKA-MOGILNICKA E, et al. Aspirin intolerance and the cyclooxygenase-leukotriene pathways. Current Opinion in Pulmonary Medicine, 2004, 10（1）:51-60.［accessed: 10 July 2022］. Available at: https://pubmed.ncbi.nlm.nih.gov/14749606/.

［168］PLESKOW W, STEVENSON D, MATHISON D, et al. Aspirin desensitization in aspirin-sensitive asthmatic patients: clinical manifestations and characterization of the refractory period. Journal of Allergy and Clinical Immunology, 1982, 69（1）.［accessed: 10 July 2022］. Available at: https://linkinghub.elsevier.com/retrieve/pii/0091-6749（82）90081-1.

［169］World Health Organization. Seasonal influenza vaccines: an overview for decision-makers［Internet］. 2020. updated［accessed: 17 July 2022］. Available at: https://apps.who.int/iris/bitstream/handle/10665/336951/9789240010154-eng.pdf.

［170］Centers for Disease Control and Prevention. Flu Season: 2020［Internet］. Updated 2021/10/25. updated［accessed: 21 June 2022］. Available at: https://www.cdc.gov/flu/season/faq-flu-season-2020-2021.htm.

［171］European Centre for Disease Prevention and Control. Seasonal influenza vaccination strategies［Internet］. updated［accessed: 17 July 2022］. Available at: https://www.ecdc.europa.eu/en/seasonal-influenza/prevention-and-control/vaccines/vaccination-strategies.

［172］VASILEIOU E, SHEIKH A, BUTLER C, et al. Effectiveness of Influenza Vaccines in Asthma: A Systematic Review and Meta-Analysis. Clin Infect Dis, 2017, 65（8）:1388-95.［accessed: 30 June 2022］. Available at: https://www.ncbi.nlm.nih.gov/pubmed/28591866.

［173］OLIVER B G, ROBINSON P, PETERS M, et al. Viral infections and asthma: an inflammatory interface? Eur Respir J, 2014, 44（6）:1666-81.［accessed: 11 July 2022］. Available at: https://www.ncbi.nlm.nih.gov/pubmed/25234802.

［174］POOLE P J, CHACKO E, WOOD-BAKER R W, et al. Influenza vaccine for patients with chronic obstructive pulmonary disease. Cochrane Database Syst Rev, 2006（1）:CD002733.［accessed: 24 June 2022］. Available at: https://www.ncbi.nlm.nih.gov/pubmed/16437444.

［175］ HUANG C L, NGUYEN P A, KUO P L, et al. Influenza vaccination and reduction in risk of ischemic heart disease among chronic obstructive pulmonary elderly. Comput Methods Programs Biomed, 2013, 111（2）:507-11.［accessed: 25 June 2022］. Available at: https://www.ncbi.nlm.nih.gov/pubmed/23769164.

［176］ Centers for Disease Control and Prevention. Vaccines and Preventable Diseases-Pneumococcal［Internet］. 2022. updated［accessed: 1 July 2022］. Available at: https://www.cdc.gov/vaccines/vpd/pneumo/index.html.

［177］ Centers for Disease Control and Prevention. Pneumococcal Vaccine Timing for Adults［Internet］. updated［accessed: 12 July 2022］. Available at: https://www.cdc.gov/vaccines/vpd/pneumo/downloads/pneumo-vaccine-timing.pdf.

［178］ ALFAGEME I, VAZQUEZ R, REYES N, et al. Clinical efficacy of anti-pneumococcal vaccination in patients with COPD. Thorax, 2006, 61（3）:189-95.［accessed: 1 July 2022］. Available at: https://www.ncbi.nlm.nih.gov/pubmed/16227328.

［179］ WALTERS J A, TANG J N, POOLE P, et al. Pneumococcal vaccines for preventing pneumonia in chronic obstructive pulmonary disease. Cochrane Database Syst Rev, 2017, 1:CD001390.［accessed: 1 July 2022］. Available at: https://www.ncbi.nlm.nih.gov/pubmed/28116747.

［180］ Centers for Disease Control and Prevention. Lung Disease including Asthma and Adult Vaccination［Internet］. 2021. updated［accessed: 5 August 2022］. Available at: https://www.cdc.gov/vaccines/adults/rec-vac/health-conditions/lung-disease.html.

［181］ DOHERTY M, BUCHY P, STANDAERT B, et al. Vaccine impact: Benefits for human health. Vaccine, 2016, 34（52）:6707-14.［accessed: 12 July 2022］. Available at: https://www.ncbi.nlm.nih.gov/pubmed/27773475.

［182］ EHRETH J. The global value of vaccination. Vaccine, 2003, 21（7-8）:596-600.［accessed: 12 July 2022］. Available at: https://www.ncbi.nlm.nih.gov/pubmed/12531324.

［183］ FATHIMA M, NAIK-PANVELKAR P, SAINI B, et al. The role of community pharmacists in screening and subsequent management of chronic respiratory diseases: a systematic review. Pharm Pract（Granada）, 2013, 11（4）:228-45.［accessed: 15 May 2022］. Available at: https://www.ncbi.nlm.nih.gov/pubmed/24367463.

［184］ AARON S D, BOULET L P, REDDEL H K, et al. Underdiagnosis and Overdiagnosis of Asthma. Am J Respir Crit Care Med, 2018, 198（8）:1012-20.［accessed: 24 June 2022］. Available at: https://www.ncbi.nlm.nih.gov/pubmed/29756989.

［185］ HO T, CUSACK R P, CHAUDHARY N, et al. Under- and over-diagnosis of COPD:

a global perspective. Breathe（Sheff）, 2019, 15（1）:24–35.［accessed: 24 June 2022］. Available at: https://www.ncbi.nlm.nih.gov/pubmed/30838057.

［186］QU S, YOU X, LIU T, et al. Cost–effectiveness analysis of COPD screening programs in primary care for high–risk patients in China. NPJ Prim Care Respir Med, 2021, 31（1）:28.［accessed: 24 June 2022］. Available at: https://www.ncbi.nlm.nih.gov/pubmed/34016999.

［187］VAN DER MOLEN T, VAN BOVEN J F, MAGUIRE T, et al. Optimizing identification and management of COPD patients–reviewing the role of the community pharmacist. Br J Clin Pharmacol, 2017, 83（1）:192–201.［accessed: 24 June 2022］. Available at: https://www.ncbi.nlm.nih.gov/pubmed/27510273.

［188］FATHIMA M, SAINI B, FOSTER J M, et al. Community pharmacy–based case finding for COPD in urban and rural settings is feasible and effective. Int J Chron Obstruct Pulmon Dis, 2017, 12:2753–2761.［accessed: 5 August 2022］. Available at: https://www.ncbi.nlm.nih.gov/pubmed/29075108.

［189］VALENTINO A S, EDDY E, WOODS Z, et al. Pharmacist Provided Spirometry Services: A Scoping Review. Integr Pharm Res Pract, 2021, 10:93–111.［accessed: 29 June 2022］. Available at: https://www.ncbi.nlm.nih.gov/pubmed/34485107.

［190］CASTILLO D, BURGOS F, GUAYTA R, et al. Airflow obstruction case finding in community–pharmacies: a novel strategy to reduce COPD underdiagnosis. Respir Med, 2015, 109（4）:475–482.［accessed: 24 June 2022］. Available at: https://www.ncbi.nlm.nih.gov/pubmed/25754101.

［191］JING J Y, HUANG T C, CUI W, et al. Should FEV1/FEV6 replace FEV1/FVC ratio to detect airway obstruction? A metaanalysis. Chest, 2009, 135（4）:991–998.［accessed: 5 August 2022］. Available at: https://www.ncbi.nlm.nih.gov/pubmed/19349398.

［192］KEELEY D. Peak flow monitoring and microspirometry as aids to respiratory diagnosis in primary care: more important than ever in times of COVID. Primary Care Respiratory Update, 2020（21）.［accessed: 5 August 2022］. Available at: https://www.pcrs–uk.org/resource/peak–flow–monitoring–and–microspirometry–aids–respiratory–diagnosis–primary–care–more.

［193］ZHOU J, LI X, WANG X, et al. Accuracy of portable spirometers in the diagnosis of chronic obstructive pulmonary disease A meta–analysis. NPJ Prim Care Respir Med, 2022, 32（1）:15.［accessed: 24 June 2022］. Available at: https://www.ncbi.nlm.nih.gov/pubmed/35440665.

[194] HERNANDEZ M A, DE LOS SANTOS I, HIDALGO SIERRA V, et al. COPD screening through COPD-6 and PIKO-6 microspirometers: What device is better in real life clinical practice? European Respiratory Journal, 2019, 54 (suppl 63):PA2646. [accessed: 24 June 2022]. Available at: https://erj.ersjournals.com/content/54/suppl_63/PA2646.

[195] REPRESAS-REPRESAS C, FERNANDEZ-VILLAR A, RUANO-RAVINA A, et al. Screening for Chronic Obstructive Pulmonary Disease: Validity and Reliability of a Portable Device in Non-Specialized Healthcare Settings. PLoS One, 2016, 11 (1):e0145571. [accessed: 24 June 2022]. Available at: https://www.ncbi.nlm.nih.gov/pubmed/26726887.

[196] SCHATZ M, SORKNESS C A, LI J T, et al. Asthma Control Test: reliability, validity, and responsiveness in patients not previously followed by asthma specialists. The Journal of allergy and clinical immunology, 2006, 117 (3):549-56. [accessed: 24 June 2022]. Available at: https://www.ncbi.nlm.nih.gov/pubmed/16522452.

[197] JUNIPER E F, O'BYRNE P M, GUYATT G H, et al. Development and validation of a questionnaire to measure asthma control. Eur Respir J, 1999, 14 (4):902-7. [accessed: 24 June 2022]. Available at: https://www.ncbi.nlm.nih.gov/pubmed/10573240.

[198] AZEVEDO P, CORREIA DE SOUSA J, BOUSQUET J, et al. Control of Allergic Rhinitis and Asthma Test (CARAT): dissemination and applications in primary care. Prim Care Respir J, 2013, 22 (1):112-6. [accessed: 24 June 2022]. Available at: https://www.ncbi.nlm.nih.gov/pubmed/23412110.

[199] CAMINATI M, CEGOLON L, BACCHINI M, et al. The potential role of local pharmacies to assess asthma control: an Italian cross-sectional study. BMC public health, 2021, 21 (1):19. [accessed: 24 June 2022]. Available at: https://www.ncbi.nlm.nih.gov/pubmed/33402150.

[200] DOKBUA S, DILOKTHORNSAKUL P, CHAIYAKUNAPRUK N, et al. Effects of an Asthma Self-Management Support Service Provided by Community Pharmacists: A Systematic Review and Meta-Analysis. J Manag Care Spec Pharm, 2018, 24 (11):1184-96. [accessed: 24 June 2022]. Available at: https://www.ncbi.nlm.nih.gov/pubmed/30362920.

[201] MEHUYS E, VAN BORTEL L, ANNEMANS L, et al. Medication use and disease control of asthmatic patients in Flanders: a cross-sectional community pharmacy study. Respir Med, 2006, 100 (8):1407-14. [accessed: 24 June 2022]. Available at: https://www.ncbi.nlm.nih.gov/pubmed/16386885.

[202] International Pharmaceutical Federation (FIP). Beating non-communicable diseases in the community — The contribution of pharmacists. The Hague: International Pharmaceutical Federation [Internet]. 2019. [accessed: 15 March 2022]. Available at: https://www.fip.org/file/4694.

[203] POPOV T A, PASSALACQUA G, GONZALEZ-DIAZ S N, et al. Medical devices in allergy practice. World Allergy Organ J, 2020, 13 (10):100466. [accessed: 24 June 2022]. Available at: https://www.ncbi.nlm.nih.gov/pubmed/33024482.

[204] The Primary Care Respiratory Society. FeNO testing for asthma diagnosis [Internet]. 2019. updated [accessed: 24 June 2022]. Available at: https://www.pcrs-uk.org/resource/feno-testing-asthma-diagnosis.

[205] JONES P W, HARDING G, BERRY P, et al. Development and first validation of the COPD Assessment Test. Eur Respir J, 2009, 34 (3):648-54. [accessed: 24 June 2022]. Available at: https://www.ncbi.nlm.nih.gov/pubmed/19720809.

[206] VAN DER MOLEN T, WILLEMSE B W, SCHOKKER S, et al. Development, validity and responsiveness of the Clinical COPD Questionnaire. Health Qual Life Outcomes, 2003, 1:13. [accessed: 5 August 2022]. Available at: https://www.ncbi.nlm.nih.gov/pubmed/12773199.

[207] BESTALL J C, PAUL E A, GARROD R, et al. Usefulness of the Medical Research Council (MRC) dyspnoea scale as a measure of disability in patients with chronic obstructive pulmonary disease. Thorax, 1999, 54 (7):581-6. [accessed: 24 June 2022]. Available at: https://www.ncbi.nlm.nih.gov/pubmed/10377201.

[208] RASSOULI F, BATY F, STOLZ D, et al. Longitudinal change of COPD assessment test (CAT) in a telehealthcare cohort is associated with exacerbation risk. Int J Chron Obstruct Pulmon Dis, 2017, 12:3103-9. [accessed: 24 June 2022]. Available at: https://www.ncbi.nlm.nih.gov/pubmed/29123387.

[209] FATHIMA M, BAWA Z, MITCHELL B, et al. COPD Management in Community Pharmacy Results in Improved Inhaler Use, Immunization Rate, COPD Action Plan Ownership, COPD Knowledge, and Reductions in Exacerbation Rates. Int J Chron Obstruct Pulmon Dis, 2021, 16:519-33. [accessed: 24 June 2022]. Available at: https://www.ncbi.nlm.nih.gov/pubmed/33688177.

[210] LEMAY K S, ARMOUR C L, REDDEL H K. Performance of a brief asthma control screening tool in community pharmacy: a cross-sectional and prospective longitudinal analysis. Prim Care Respir J, 2014, 23 (1):79-84. [accessed: 5 August 2022]. Available at: https://www.ncbi.nlm.nih.gov/pubmed/24570084.

［211］KOSSE R C, BOUVY M L, DE VRIES T W, et al. Evaluation of a mobile health intervention to support asthma self-management and adherence in the pharmacy. Int J Clin Pharm, 2019, 41 (2):452-9.［accessed: 11 August 2022］. Available at: https://www.ncbi.nlm.nih.gov/pubmed/31028598.

［212］DE BATLLE J, MASSIP M, VARGIU E, et al. Implementing Mobile Health-Enabled Integrated Care for Complex Chronic Patients: Intervention Effectiveness and Cost-Effectiveness Study. JMIR Mhealth Uhealth, 2021, 9 (1):e22135.［accessed: 5 September 2022］. Available at: https://www.ncbi.nlm.nih.gov/pubmed/33443486.

［213］HIMES B E, LESZINSKY L, WALSH R, et al. Mobile Health and Inhaler-Based Monitoring Devices for Asthma Management. J Allergy Clin Immunol Pract, 2019, 7 (8):2535-43.［accessed: 11 August 2022］. Available at: https://www.ncbi.nlm.nih.gov/pubmed/31706485.

［214］ABDULSALIM S, UNNIKRISHNAN M K, MANU M K, et al. Impact of a Clinical Pharmacist Intervention on Medicine Costs in Patients with Chronic Obstructive Pulmonary Disease in India. Pharmacoecon Open, 2020, 4 (2):331-42.［accessed: 15 May 2022］. Available at: https://www.ncbi.nlm.nih.gov/pubmed/31368087.

［215］MANASSE H R JR, CHARNEY E, EMSWILLER C F, Jr. The pharmacist's role in referral. Am Pharm, 1983, NS23 (12):24-8.［accessed: 11 July 2022］. Available at: https://www.ncbi.nlm.nih.gov/pubmed/6660179.

［216］BHEEKIE A, SYCE J A, WEINBERG E G. An assessment of asthmatic patients at four Western Cape community pharmacies. S Afr Med J, 1998, 88 (3):262-6.［accessed: 11 July 2022］. Available at: https://www.ncbi.nlm.nih.gov/pubmed/9608292.

［217］SAFKA K A, MCIVOR R A. Non-pharmacological management of chronic obstructive pulmonary disease. Ulster Med J, 2015, 84 (1):13-21.［accessed: 27 May 2022］. Available at: https://www.ncbi.nlm.nih.gov/pubmed/25964698.

［218］The National Centre for Smoking Cessation and Training (NCSCT). The clinical case for smoking cessation for respiratory patients［Internet］. 2020. updated［accessed: 5 August 2022］. Available at: https://www.ncsct.co.uk/usr/pub/CC%20repiratory%20 v1.pdf.

［219］PANAGIOTOU M, KOULOURIS N G, ROVINA N. Physical Activity: A Missing Link in Asthma Care. J Clin Med, 2020, 9 (3).［accessed: 19 May 2022］. Available at: https://www.ncbi.nlm.nih.gov/pubmed/32150999.

［220］Allergy & Asthma Network. Lifestyle Changes to Manage Asthma: updated［accessed: 5 July 2022］. Available at: https://allergyasthmanetwork.org/what-is-asthma/

lifestyle-changes-to-manage-asthma/.

[221] COLLINS P F, YANG I A, CHANG Y C, et al. Nutritional support in chronic obstructive pulmonary disease (COPD): an evidence update. Journal of thoracic disease, 2019, 11 (Suppl 17) :S2230-S7. [accessed: 6 June 2022]. Available at: https://www.ncbi.nlm.nih.gov/pubmed/31737350.

[222] ALWARITH J, KAHLEOVA H, CROSBY L, et al. The role of nutrition in asthma prevention and treatment. Nutr Rev, 2020, 78 (11) :928-38. [accessed: 6 June 2022]. Available at: https://www.ncbi.nlm.nih.gov/pubmed/32167552.

[223] WILLIAMS S, AMIES V. IPCRG. Desktop Helper No. 7-Pulmonary rehabilitation in the community: 2017. updated [accessed: 27 May 2022]. Available at: https://www.ipcrg.org/dth7.

[224] AMIES V, KRUIS A, WILLIAMS S. IPCRG. Position Paper No. 4-Pulmonary rehabilitation (PR) helps people breathe better, feel good, and do more: Why you should invest in PR for your population: 2018. updated [accessed: 27 May 2022]. Available at: https://www.ipcrg.org/pp4.

[225] YAWN B, MANNUCCI M, SAMARANAYAKE S. IPCRG. Desktop Helper No. 3-Improving the life of people with COPD by integrating a supportive and palliative approach from diagnosis to end of life: 2022. updated [accessed: 27 May 2022]. Available at: https://www.ipcrg.org/dth3.

[226] CORDINA M. Pharmaceutical care in asthma and chronic obstructive pulmonary disease In: Alves da Costa F, van Mil JWF, Alvarez-Risco A, editors. The Pharmacist Guide to Implementing Pharmaceutical Care. Cham: Springer International Publishing, 2019: p. 311-31.

[227] MILENA M, TUNEU L. Guía de seguimiento farmacoterapéutico sobre asma bronquial. Barcelona: GIAF [Internet]. 2003. [accessed: 30 May 2022]. Available at: http://hdl.handle.net/10481/33069.

[228] InformedHealth.org. Cologne, Germany: Institute for Quality and Efficiency in Health Care (IQWiG). Medication for people with asthma: 2021. updated [accessed: 2 June 2022]. Available at: https://www.ncbi.nlm.nih.gov/books/NBK279519/.

[229] The National Health Service. Asthma: 2022. updated [accessed: 2 June 2022]. Available at: https://www.nhs.uk/conditions/bronchodilators/.

[230] The National Health Service. Side effects.Bronchodilators: 2022. updated [accessed: 26 April 2022]. Available at: https://www.nhs.uk/conditions/bronchodilators/side-effects/.

［231］MIRAVITLLES M, AULADELL-RISPAU A, MONTEAGUDO M, et al. Systematic review on long-term adverse effects of inhaled corticosteroids in the treatment of COPD. Eur Respir Rev, 2021, 30（160）.［accessed: 2 June 2022］. Available at: https://www.ncbi.nlm.nih.gov/pubmed/34168063.

［232］GUELL ROUS R. Long-term oxygen therapy: are we prescribing appropriately? Int J Chron Obstruct Pulmon Dis, 2008, 3（2）:231-7.［accessed: 3 September 2022］. Available at: https://www.ncbi.nlm.nih.gov/pubmed/18686732.

［233］NICI L, DONNER C, WOUTERS E, et al. American Thoracic Society/European Respiratory Society statement on pulmonary rehabilitation. Am J Respir Crit Care Med, 2006, 173（12）:1390-413.［accessed: 3 September 2022］. Available at: https://www.ncbi.nlm.nih.gov/pubmed/16760357.

［234］PELLEGRIN K, CHAN F, PAGORIA N, et al. A Statewide Medication Management System: Health Information Exchange to Support Drug Therapy Optimization by Pharmacists across the Continuum of Care. Applied Clinical Informatics, 2018, 09（01）:001-10.［accessed: 14 June 2022］. Available at: https://dx.doi.org/10.1055/s-0037-1620262.

［235］MARTYN J A, PALIADELIS P, PERRY C. The safe administration of medication: Nursing behaviours beyond the five-rights. Nurse Educ Pract, 2019, 37:109-14.［accessed: 14 June 2022］. Available at: https://www.ncbi.nlm.nih.gov/pubmed/31132586.

［236］RODRIGUES A T, ROMANO S, ROMAO M, et al. Effectiveness of a pharmacist-led intervention on inhalation technique for asthma and COPD patients: The INSPIRA pilot cluster-randomized controlled trial. Respir Med, 2021, 185:106507.［accessed: 14 June 2022］. Available at: https://www.ncbi.nlm.nih.gov/pubmed/34166959.

［237］MAHMOUD A, MULLEN R, PENSON P E, et al. The management of asthma in adult patients in the community pharmacy setting: Literature review. Res Social Adm Pharm, 2021, 17（11）:1893-906.［accessed: 14 June 2022］. Available at: https://www.ncbi.nlm.nih.gov/pubmed/33867279.

［238］SHIWAKU E, DOTE S, KANEKO S, et al. Pharmacist involvement in the inhaler choice improves lung function in patients with COPD: a prospective single-arm study. J Pharm Health Care Sci, 2021, 7（1）:28.［accessed: 15 June 2022］. Available at: https://www.ncbi.nlm.nih.gov/pubmed/34334137.

［239］STERN J, PIER J, LITONJUA A A. Asthma epidemiology and risk factors. Semin Immunopathol, 2020, 42（1）:5-15.［accessed: 14 June 2022］. Available at:

https://www.ncbi.nlm.nih.gov/pubmed/32020334.

[240] GARDINER P, DVORKIN L. Promoting medication adherence in children. Am Fam Physician, 2006, 74（5）:793-8.[accessed: 14 June 2022]. Available at: https://www.ncbi.nlm.nih.gov/pubmed/16970023.

[241] DARDOURI M, BOUGUILA J, SAHLI J, et al. Assessing the impact of a family empowerment program on asthma control and medication use in children with asthma: A randomized controlled trial. J Spec Pediatr Nurs, 2021, 26（2）:e12324.[accessed: 14 June 2022]. Available at: https://www.ncbi.nlm.nih.gov/pubmed/33421315.

[242] KENYON C C, SUNDAR K G, GRUSCHOW S M, et al. Tailored medication adherence incentives for high-risk children with asthma: a pilot study. J Asthma, 2020, 57（12）:1372-8.[accessed: 14 June 2022]. Available at: https://www.ncbi.nlm.nih.gov/pubmed/31389724.

[243] ANDRE S, CONDE B, FRAGOSO E, et al. COPD and Cardiovascular Disease. Pulmonology, 2019, 25（3）:168-76.[accessed: 14 June 2022]. Available at: https://www.ncbi.nlm.nih.gov/pubmed/30527374.

[244] GNJIDIC D, HILMER S N, LE COUTEUR D G. Optimal cutoff of polypharmacy and outcomes-reply. J Clin Epidemiol, 2013, 66（4）:465-6.[accessed: 14 June 2022]. Available at: https://www.ncbi.nlm.nih.gov/pubmed/23337784.

[245] PAZAN F, WEHLING M. Polypharmacy in older adults: a narrative review of definitions, epidemiology and consequences. Eur Geriatr Med, 2021, 12（3）:443-52.[accessed: 15 June 2022]. Available at: https://www.ncbi.nlm.nih.gov/pubmed/33694123.

[246] LIPSKA K J, KRUMHOLZ H, SOONES T, et al. Polypharmacy in the Aging Patient: A Review of Glycemic Control in Older Adults With Type 2 Diabetes. JAMA, 2016, 315（10）:1034-45.[accessed: 15 June 2022]. Available at: https://www.ncbi.nlm.nih.gov/pubmed/26954412.

[247] ROCHE N, REDDEL H K, AGUSTI A, et al. Integrating real-life studies in the global therapeutic research framework. Lancet Respir Med, 2013, 1（10）:e29-30.[accessed: 10 August 2022]. Available at: https://www.ncbi.nlm.nih.gov/pubmed/24461762.

[248] World Health Organization. Adherence to long-term therapies : evidence for action/[edited by Eduardo Sabaté][Internet]. World Health Organization; 2003. updated [accessed: 27 May 2022]. Available at: https://apps.who.int/iris/handle/10665/42682.

[249] PRICE D, MUSGRAVE S D, SHEPSTONE L, et al. Leukotriene antagonists as first-

line or add-on asthma-controller therapy. N Engl J Med, 2011, 364（18）:1695-707.［accessed: 27 May 2022］. Available at: https://www.ncbi.nlm.nih.gov/pubmed/21542741.

［250］D'ANCONA G, KAVANAGH J, ROXAS C, et al. Adherence to corticosteroids and clinical outcomes in mepolizumab therapy for severe asthma. Eur Respir J, 2020, 55（5）.［accessed: 27 May 2022］. Available at: https://www.ncbi.nlm.nih.gov/pubmed/32060061.

［251］VESTBO J, ANDERSON J A, CALVERLEY P M, et al. Adherence to inhaled therapy, mortality and hospital admission in COPD. Thorax, 2009, 64（11）:939-43.［accessed: 27 May 2022］. Available at: https://www.ncbi.nlm.nih.gov/pubmed/19703830.

［252］VAN BOVEN J F, CHAVANNES N H, VAN DER MOLEN T, et al. Clinical and economic impact of non-adherence in COPD: a systematic review. Respir Med, 2014, 108（1）:103-13.［accessed: 27 May 2022］. Available at: https://www.ncbi.nlm.nih.gov/pubmed/24070566.

［253］MAKELA M J, BACKER V, HEDEGAARD M, et al. Adherence to inhaled therapies, health outcomes and costs in patients with asthma and COPD. Respir Med, 2013, 107（10）:1481-90.［accessed: 27 May 2022］. Available at: https://www.ncbi.nlm.nih.gov/pubmed/23643487.

［254］BOURBEAU J, BARTLETT S J. Patient adherence in COPD. Thorax, 2008, 63（9）:831-8.［accessed: 27 May 2022］. Available at: https://www.ncbi.nlm.nih.gov/pubmed/18728206.

［255］TOMMELEIN E, MEHUYS E, VAN TONGELEN I, et al. Accuracy of the Medication Adherence Report Scale（MARS-5）as a quantitative measure of adherence to inhalation medication in patients with COPD. Ann Pharmacother, 2014, 48（5）:589-95.［accessed: 27 May 2022］. Available at: https://www.ncbi.nlm.nih.gov/pubmed/24523393.

［256］VRIJENS B, DIMA A L, VAN GANSE E, et al. What We Mean When We Talk About Adherence in Respiratory Medicine. J Allergy Clin Immunol Pract, 2016, 4（5）:802-12.［accessed: 10 August 2022］. Available at: https://www.ncbi.nlm.nih.gov/pubmed/27587314.

［257］ALAHMADI F H, KEEVIL B, ELSEY L, et al. Serum Inhaled Corticosteroid Detection for Monitoring Adherence in Severe Asthma. J Allergy Clin Immunol Pract, 2021, 9（12）:4279-87 e6.［accessed: 27 May 2022］. Available at: https://www.ncbi.nlm.nih.gov/pubmed/34153519.

[258] HASSALL D, BREALEY N, WRIGHT W, et al. Hair analysis to monitor adherence to prescribed chronic inhaler drug therapy in patients with asthma or COPD. Pulm Pharmacol Ther, 2018, 51:59-64. [accessed: 27 May 2022] . Available at: https://www.ncbi.nlm.nih.gov/pubmed/29981458.

[259] HEANEY L G, BUSBY J, BRADDING P, et al. Remotely Monitored Therapy and Nitric Oxide Suppression Identifies Nonadherence in Severe Asthma. Am J Respir Crit Care Med, 2019, 199 (4) :454-64. [accessed: 27 May 2022] . Available at: https://www.ncbi.nlm.nih.gov/pubmed/30339770.

[260] JANSEN E M, VAN DE HEI S J, DIERICK B J H, et al. Global burden of medication non-adherence in chronic obstructive pulmonary disease (COPD) and asthma: a narrative review of the clinical and economic case for smart inhalers. Journal of thoracic disease, 2021, 13 (6) :3846-64. [accessed: 27 May 2022] . Available at: https://www.ncbi.nlm.nih.gov/pubmed/34277075.

[261] TAY T R, VAN BOVEN J F M, CHAN A, et al. Electronic Inhaler Monitoring for Chronic Airway Disease: Development and Application of a Multidimensional Efficacy Framework. J Allergy Clin Immunol Pract, 2022, 10 (5) :1189-201 e1. [accessed: 27 May 2022] . Available at: https://www.ncbi.nlm.nih.gov/pubmed/34915225.

[262] CHAN A H Y, HORNE R, HANKINS M, et al. The Medication Adherence Report Scale: A measurement tool for eliciting patients' reports of nonadherence. Br J Clin Pharmacol, 2020, 86 (7) :1281-8. [accessed: 27 May 2022] . Available at: https://www.ncbi.nlm.nih.gov/pubmed/31823381.

[263] PLAZA V, FERNANDEZ-RODRIGUEZ C, MELERO C, et al. Validation of the 'Test of the Adherence to Inhalers' (TAI) for Asthma and COPD Patients. J Aerosol Med Pulm Drug Deliv, 2016, 29 (2) :142-52. [accessed: 27 May 2022] . Available at: https://www.ncbi.nlm.nih.gov/pubmed/26230150.

[264] VAN DE HEI S J, DIERICK B J H, AARTS J E P, et al. Personalized Medication Adherence Management in Asthma and Chronic Obstructive Pulmonary Disease: A Review of Effective Interventions and Development of a Practical Adherence Toolkit. J Allergy Clin Immunol Pract. 2021, 9 (11) :3979-94. [accessed: 27 May 2022] . Available at: https://www.ncbi.nlm.nih.gov/pubmed/34111571.

[265] PAOLETTI G, KEBER E, HEFFLER E, et al. Effect of an educational intervention delivered by pharmacists on adherence to treatment, disease control and lung function in patients with asthma. Respir Med. 2020, 174:106199. [accessed: 21 April 2022] . Available at: https://www.ncbi.nlm.nih.gov/pubmed/33120195.

［266］CHAN A H, STEWART A W, HARRISON J, et al. The effect of an electronic monitoring device with audiovisual reminder function on adherence to inhaled corticosteroids and school attendance in children with asthma: a randomised controlled trial. Lancet Respir Med, 2015, 3（3）:210-9.［accessed: 27 May 2022］. Available at: https://www.ncbi.nlm.nih.gov/pubmed/25617215.

［267］CHAN A, DE SIMONI A, WILEMAN V, et al. Digital interventions to improve adherence to maintenance medication in asthma. Cochrane Database Syst Rev, 2022, 6:CD013030.［accessed: 7 July 2022］. Available at: https://www.ncbi.nlm.nih.gov/pubmed/35691614.

［268］WILSON S R, STRUB P, BUIST A S, et al. Shared treatment decision making improves adherence and outcomes in poorly controlled asthma. Am J Respir Crit Care Med, 2010, 181（6）:566-77.［accessed: 27 May 2022］. Available at: https://www.ncbi.nlm.nih.gov/pubmed/20019345.

［269］TOMMELEIN E, MEHUYS E, VAN HEES T, et al. Effectiveness of pharmaceutical care for patients with chronic obstructive pulmonary disease（PHARMACOP）: a randomized controlled trial. Br J Clin Pharmacol, 2014, 77（5）:756-66.［accessed: 27 May 2022］. Available at: https://www.ncbi.nlm.nih.gov/pubmed/24117908.

［270］VAN BOVEN J F, TOMMELEIN E, BOUSSERY K, et al. Improving inhaler adherence in patients with chronic obstructive pulmonary disease: a cost-effectiveness analysis. Respir Res, 2014, 15:66.［accessed: 27 May 2022］. Available at: https://www.ncbi.nlm.nih.gov/pubmed/24929799.

［271］O'DWYER S, GREENE G, MACHALE E, et al. Personalized Biofeedback on Inhaler Adherence and Technique by Community Pharmacists: A Cluster Randomized Clinical Trial. J Allergy Clin Immunol Pract, 2020, 8（2）:635-44.［accessed: 27 May 2022］. Available at: https://www.ncbi.nlm.nih.gov/pubmed/31568927.

［272］MES M A, KATZER C B, CHAN A H Y, et al. Pharmacists and medication adherence in asthma: a systematic review and meta-analysis. Eur Respir J, 2018, 52（2）.［accessed: 27 May 2022］. Available at: https://www.ncbi.nlm.nih.gov/pubmed/29976652.

［273］HEPLER C D, STRAND L M. Opportunities and responsibilities in pharmaceutical care. American journal of hospital pharmacy, 1990, 47（3）:533-43.［accessed: 15 June 2022］. Available at: https://www.ncbi.nlm.nih.gov/pubmed/2316538.

［274］UDE-OKELEKE R C, ASLANPOUR Z, DHILLON S, et al. Medicines Related Problems（MRPs）Originating in Primary Care Settings in Older Adults-A Systematic

Review. J Pharm Pract, 2021:8971900211023638. [accessed: 16 June 2022]. Available at: https://www.ncbi.nlm.nih.gov/pubmed/34159813.

[275] LEE J K, MCCUTCHEON L R M, FAZEL M T, et al. Assessment of Interprofessional Collaborative Practices and Outcomes in Adults With Diabetes and Hypertension in Primary Care: A Systematic Review and Meta-analysis. JAMA Netw Open, 2021, 4 (2):e2036725. [accessed: 16 June 2022]. Available at: https://www.ncbi.nlm.nih.gov/pubmed/33576817.

[276] STUHEC M, FLEGAR I, ZELKO E, et al. Clinical pharmacist interventions in cardiovascular disease pharmacotherapy in elderly patients on excessive polypharmacy: A retrospective pre-post observational multicentric study. Wien Klin Wochenschr, 2021, 133 (15-16):770-779. [accessed: 16 June 2022]. Available at: https://www.ncbi.nlm.nih.gov/pubmed/33471149.

[277] OLIVERA C M, VIANNA E O, BONIZIO R C, et al. Asthma self-management model: randomized controlled trial [J]. Health Educ Res, 2016, 31 (5):639-652. [accessed: 10 August 2022]. Available at: https://www.ncbi.nlm.nih.gov/pubmed/27473571.

[278] HAZEN A, SLOESERWIJ V, POULS B, et al. Clinical pharmacists in Dutch general practice: an integrated care model to provide optimal pharmaceutical care. Int J Clin Pharm, 2021, 43 (5):1155-1162. [accessed: 14 June 2022]. Available at: https://pubmed.ncbi.nlm.nih.gov/34216352/.

[279] KROES J A, ZIELHUIS S W, VAN DER MEER A N, et al. Optimizing omalizumab dosing in severe asthma-the exploration of therapeutic drug monitoring. J Allergy Clin Immunol Pract, 2021, 9 (3):1408-1410 e1. [accessed: 16 June 2022]. Available at: https://www.ncbi.nlm.nih.gov/pubmed/33338686.

[280] ALAHMADI F, PEEL A, KEEVIL B, et al. Assessment of adherence to corticosteroids in asthma by drug monitoring or fractional exhaled nitric oxide: A literature review. Clin Exp Allergy, 2021, 51 (1):49-62. [accessed: 16 June 2022]. Available at: https://www.ncbi.nlm.nih.gov/pubmed/33190234.

[281] British Thoracic Society. BTS/SIGH British Guideline on the Management of Asthma (July 2019): 2019. updated [accessed: 19 June 2022]. Available at: https://www.brit-thoracic.org.uk/quality-improvement/guidelines/asthma/.

[282] NWARU B I, EKSTROM M, HASVOLD P, et al. Overuse of short-acting beta2-agonists in asthma is associated with increased risk of exacerbation and mortality: a nationwide cohort study of the global SABINA programme. Eur Respir J, 2020, 55 (4). [accessed: 16 June 2022]. Available at: https://www.ncbi.nlm.nih.gov/

pubmed/31949111.

[283] VALERO A, MOLINA J, NUEVO J, et al. Economic consequences of the overuse of short-acting beta-adrenergic agonists (SABA) in the treatment of asthma in Spain. J Investig Allergol Clin Immunol, 2021:0. [accessed: 18 June 2022]. Available at: https://www.ncbi.nlm.nih.gov/pubmed/34825651.

[284] BLAKESTON S, HARPER G, ZABALA MANCEBO J. Identifying the drivers of patients' reliance on short-acting beta2-agonists in asthma. J Asthma, 2021, 58 (8) :1094-101. [accessed: 18 June 2022]. Available at: https://www.ncbi.nlm.nih. gov/pubmed/32469667.

[285] SALVI S, MADAS S, GHORPADE D, et al. Is underuse of Inhaled Corticosteroids for Asthma in India contributing to 42% of global asthma deaths? Lung India, 2022, 39 (4) :331-6. [accessed: 10 August 2022]. Available at: https://www.ncbi.nlm.nih. gov/pubmed/35848664.

[286] Group IPCR. Asthma Right Care: updated [accessed: 1 Jul]. Available at: https:// www.ipcrg.org/asthmarightcare.

[287] KLEINERT S, HORTON R. From universal health coverage to right care for health. Lancet, 2017, 390 (10090) :101-2. [accessed: 1 July 2022]. Available at: https://pubmed.ncbi.nlm.nih.gov/28077231/.

[288] Society TPCR. Asthma Right Care (ARC) Slide Rule: updated [accessed: 2 Jul]. Available at: https://www.pcrs-uk.org/asthma-right-care-slide-rule.

[289] CHAN A H Y, KATZER C B, HORNE R, et al. SABA Reliance Questionnaire (SRQ): Identifying Patient Beliefs Underpinning Reliever Overreliance in Asthma. J Allergy Clin Immunol Pract, 2020, 8 (10) :3482-9 e1. [accessed: 10 August 2022]. Available at: https://www.ncbi.nlm.nih.gov/pubmed/32702517.

[290] Group IPCR. Asthma Right Care Implementation Pack: updated [accessed: 1 Jul]. Available at: https://www.ipcrg.org/asthmarightcare/asthma-right-care-implementation-pack-introduction.

[291] NGUYEN T S, NGUYEN T L H, PHAM T T V, et al. Impact of pharmaceutical care in the improvement of medication adherence and quality of life for COPD patients in Vietnam. Respir Med, 2019, 153:31-7. [accessed: 16 June 2022]. Available at: https://www.ncbi.nlm.nih.gov/pubmed/31136931.

[292] KLIJN S L, HILIGSMANN M, EVERS S, et al. Effectiveness and success factors of educational inhaler technique interventions in asthma & COPD patients: a systematic review. NPJ Prim Care Respir Med, 2017, 27 (1) :24. [accessed: 10 August 2022].

Available at: https://www.ncbi.nlm.nih.gov/pubmed/28408742.

[293] CATALDO D, HANON S, PECHE R V, et al. How to Choose the Right Inhaler Using a Patient-Centric Approach? Adv Ther, 2022, 39 (3):1149-63.[accessed: 18 June 2022]. Available at: https://www.ncbi.nlm.nih.gov/pubmed/35080761.

[294] HARB H S, IBRAHIM LAZ N, RABEA H, et al. Determinants of incorrect inhaler technique in chronic obstructive pulmonary disease patients. Int J Clin Pract, 2021, 75 (6):e14073.[accessed: 18 June 2022]. Available at: https://www.ncbi.nlm.nih.gov/pubmed/33559260.

[295] JANEZIC A, LOCATELLI I, KOS M. Inhalation technique and asthma outcomes with different corticosteroid-containing inhaler devices. J Asthma, 2020, 57 (6):654-62.[accessed: 18 June 2022]. Available at: https://www.ncbi.nlm.nih.gov/pubmed/30915886.

[296] MELANI A S. Inhaler technique in asthma and COPD: challenges and unmet knowledge that can contribute to suboptimal use in real life. Expert Rev Clin Pharmacol, 2021, 14 (8):991-1003.[accessed: 16 June 2022]. Available at: https://www.ncbi.nlm.nih.gov/pubmed/33983092.

[297] SANAULLAH T, KHAN S, MASOOM A, et al. Inhaler Use Technique in Chronic Obstructive Pulmonary Disease Patients: Errors, Practices and Barriers. Cureus, 2020, 12 (9):e10569.[accessed: 16 June 2022]. Available at: https://www.ncbi.nlm.nih.gov/pubmed/33101814.

[298] VANOVERSCHELDE A, VAN DER WEL P, PUTMAN B, et al. Determinants of poor inhaler technique and poor therapy adherence in obstructive lung diseases: a cross-sectional study in community pharmacies. BMJ Open Respir Res, 2021, 8 (1).[accessed: 18 June 2022]. Available at: https://www.ncbi.nlm.nih.gov/pubmed/34362761.

[299] ROGLIANI P, CALZETTA L, COPPOLA A, et al. Optimizing drug delivery in COPD: The role of inhaler devices. Respir Med, 2017, 124:6-14.[accessed: 19 June 2022]. Available at: https://www.ncbi.nlm.nih.gov/pubmed/28284323.

[300] GREGORIANO C, DIETERLE T, BREITENSTEIN A L, et al. Use and inhalation technique of inhaled medication in patients with asthma and COPD: data from a randomized controlled trial. Respir Res, 2018, 19 (1):237.[accessed: 18 June 2022]. Available at: https://www.ncbi.nlm.nih.gov/pubmed/30509268.

[301] SCULLION J, FLETCHER M. Inhaler Standards and Competency Document. [Internet]. 2019.[accessed: 10 August 2022]. Available at: https://www.healthylondon.org/wp-

content/uploads/2017/10/InhalerStandardsMASTER.docx2019V10final.pdf.

[302] NZ HN. Inhaler Devices: updated [accessed: 1 Jul]. Available at: https://www. healthnavigator.org.nz/medicines/i/inhaler-devices/.

[303] PECHE R, ATTAR-ZADEH D, SCULLION J, et al. Matching the Inhaler to the Patient in COPD. J Clin Med, 2021, 10 (23). [accessed: 21 June 2022]. Available at: https://www.ncbi.nlm.nih.gov/pubmed/34884385.

[304] VINCKEN W, LEVY M L, SCULLION J, et al. Spacer devices for inhaled therapy: why use them, and how? ERJ Open Res, 2018, 4 (2). [accessed: 21 June 2022]. Available at: https://www.ncbi.nlm.nih.gov/pubmed/29928649.

[305] HAGEDOORN P, BAWARY W, FRIJLINK H W, et al. A comparative analysis of changes in pMDI drug dose delivery before and after detergent coating using five antistatic valved holding chambers. J Allergy Clin Immunol Pract, 2020, 8 (3):1124-5 e4. [accessed: 10 August 2022]. Available at: https://www.ncbi.nlm.nih.gov/pubmed/31593777.

[306] LAVORINI F, BARRETO C, VAN BOVEN J F M, et al. Spacers and Valved Holding Chambers-The Risk of Switching to Different Chambers. J Allergy Clin Immunol Pract, 2020, 8 (5):1569-73. [accessed: 10 August 2022]. Available at: https://www.ncbi.nlm.nih.gov/pubmed/31927099.

[307] DIERICK B H J, ACHTERBOSCH M, BEEN-BUCK S, et al. Can electronic monitoring with a digital smart spacer support personalised medication adherence and inhaler technique education in patients with asthma?: Protocol of the randomised controlled OUTERSPACE trial. BMJ Open, 2022, 12 (6):e059929. [accessed: 10 August 2022]. Available at: https://www.ncbi.nlm.nih.gov/pubmed/35697450.

[308] ZAR H, BROWN G, DONSON H. Are spacers made from sealed cold-drink bottles as effective as conventional spacers? West J Med, 2000, 173 (4):253. [accessed: 21 June 2022]. Available at: https://www.ncbi.nlm.nih.gov/pubmed/11017991.

[309] KIDS H G. How to Make a Homemade Spacer for an Inhaler?: 2020. updated [accessed: 28 Jun]. Available at: https://healthyglobalkids.com/2020/10/24/how-to-make-a-homemade-spacer-for-an-inhaler/.

[310] SCHOR D, RIZZO J A, MEDEIROS D, et al. Home-made spacer as an auxiliary device in administration of beclomethasone via pressurized metered dose inhaler for asthma control. A randomized controlled pragmatic trial. Respir Med, 2017, 126:52-8. [accessed: 21 June 2022]. Available at: https://www.ncbi.nlm.nih.gov/pubmed/28427550.

[311] RODRIGUEZ-MARTINEZ C E, SOSSA-BRICENO M P, SINHA I P. Commercial valved spacers versus home-made spacers for delivering bronchodilator therapy in pediatric acute asthma: a cost-effectiveness analysis. J Asthma, 2021, 58 (10):1340-7. [accessed: 21 June 2022]. Available at: https://www.ncbi.nlm.nih.gov/pubmed/32546110.

[312] SINGHAL T, GARG H, ARORA H S, et al. Efficacy of a home-made spacer with acute exacerbation of bronchial asthma: a randomized controlled trial. Indian J Pediatr, 2001, 68 (1):37-40. [accessed: 21 June 2022]. Available at: https://www.ncbi.nlm.nih.gov/pubmed/11237234.

[313] FINGLETON J, HARDY J, BEASLEY R. Treatable traits of chronic airways disease. Curr Opin Pulm Med, 2018, 24 (1):24-31. [accessed: 7 June 2022]. Available at: https://www.ncbi.nlm.nih.gov/pubmed/29049049.

[314] MCDONALD V M, HILES S A, GODBOUT K, et al. Treatable traits can be identified in a severe asthma registry and predict future exacerbations. Respirology, 2019, 24 (1):37-47. [accessed: 7 June 2022]. Available at: https://www.ncbi.nlm.nih.gov/pubmed/30230137.

[315] MCDONALD V M, FINGLETON J, AGUSTI A, et al. Treatable traits: a new paradigm for 21st century management of chronic airway diseases: Treatable Traits Down Under International Workshop report. Eur Respir J, 2019, 53 (5). [accessed: 7 June 2022]. Available at: https://www.ncbi.nlm.nih.gov/pubmed/30846468.

[316] SHRIMANKER R, CHOO X N, PAVORD I D. A new approach to the classification and management of airways diseases: identification of treatable traits. Clin Sci (Lond), 2017, 131 (10):1027-43. [accessed: 7 June 2022]. Available at: https://www.ncbi.nlm.nih.gov/pubmed/28487412.

[317] American Geriatrics Society Expert Panel on Person-Centered C. Person-Centered Care: A Definition and Essential Elements. J Am Geriatr Soc. 2016;64 (1):15-8. [accessed: 14 April 2022]. Available at: https://www.ncbi.nlm.nih.gov/pubmed/26626262.

[318] PINNOCK H. Supported self-management for asthma. Breathe (Sheff), 2015, 11 (2):98-109. [accessed: 10 August 2022]. Available at: https://www.ncbi.nlm.nih.gov/pubmed/26306110.

[319] WATKINS K, FISHER C, MISAGHIAN J, et al. A qualitative evaluation of the implementation of guidelines and a support tool for asthma management in primary care. Asthma research and practice, 2016, 2:8. [accessed: 29 June 2022]. Available at: https://www.ncbi.nlm.nih.gov/pubmed/27965776.

［320］WANG W, XU T, QIN Q, et al. Effect of a Multidimensional Pharmaceutical Care Intervention on Inhalation Technique in Patients with Asthma and COPD. Can Respir J, 2020, 2020:8572636.［accessed: 25 June 2022］. Available at: https://www.ncbi. nlm.nih.gov/pubmed/33294083.

［321］APIKOGLU S, SELCUK A, OZCAN V, et al. The first nationwide implementation of pharmaceutical care practices through a continuous professional development approach for community pharmacists. Int J Clin Pharm, 2022.［accessed: 25 June 2022］. Available at: https://www.ncbi.nlm.nih.gov/pubmed/35699862.

［322］Group IPCR. Providing personalised care to adults with asthma: a learning resource for primary care professionals: 2018. updated［accessed: 27 Jun］. Available at: https://www.ipcrg.org/resources/search-resources/providing-personalised-care-to-adults-with-asthma.

［323］HERU SETIAWAN C, WIDAYATI A, VIRGINIA D M, et al. The role of pharmacists in the pharmaceutical care of asthma patients in Yogyakarta, Indonesia: the patients′views. J Asthma, 2020, 57（9）:1017-28.［accessed: 25 June 2022］. Available at: https://www.ncbi.nlm.nih.gov/pubmed/31204546.

［324］IDOWU O, MAKHINOVA T, QUINTANILHA M, et al. Experience of Patients with COPD of Pharmacists′Provided Care: A Qualitative Study. Pharmacy（Basel）, 2021, 9（3）.［accessed: 25 June 2022］. Available at: https://www.ncbi.nlm.nih.gov/pubmed/34209635.

［325］MATZKE G R, MOCZYGEMBA L R, WILLIAMS K J, et al. Impact of a pharmacist-physician collaborative care model on patient outcomes and health services utilization. Am J Health Syst Pharm, 2018, 75（14）:1039-47.［accessed: 26 June 2022］. Available at: https://www.ncbi.nlm.nih.gov/pubmed/29789318.

［326］KIM J, LIN A, ABSHER R, et al. Comprehensive and Collaborative Pharmacist Transitions of Care Service for Underserved Patients with Chronic Obstructive Pulmonary Disease. Chronic Obstr Pulm Dis, 2021, 8（1）.［accessed: 26 June 2022］. Available at: https://www.ncbi.nlm.nih.gov/pubmed/33238086.

［327］LUM Z K, CHANG K L, TSOU K Y, et al. Enhancing diabetes care with community pharmacist-involved collaborative care model: A multi-centre randomised controlled trial. Diabetes Res Clin Pract, 2022, 185:109238.［accessed: 30 June 2022］. Available at: https://pubmed.ncbi.nlm.nih.gov/35131378/.

［328］LAVORINI F, JANSON C, BRAIDO F, et al. What to consider before prescribing inhaled medications: a pragmatic approach for evaluating the current inhaler landscape.

Ther Adv Respir Dis, 2019, 13:1753466619884532. [accessed: 26 June 2022]. Available at: https://www.ncbi.nlm.nih.gov/pubmed/31805823.

[329] BLAKEY J, CHUNG L P, MCDONALD V M, et al. Oral corticosteroids stewardship for asthma in adults and adolescents: A position paper from the Thoracic Society of Australia and New Zealand. Respirology, 2021, 26 (12):1112-30. [accessed: 26 June 2022]. Available at: https://www.ncbi.nlm.nih.gov/pubmed/34587348.

[330] ACOSTA A, VANEGAS E P, ROVIRA J, et al. Medicine Shortages: Gaps Between Countries and Global Perspectives. Front Pharmacol, 2019, 10:763. [accessed: 26 June 2022]. Available at: https://www.ncbi.nlm.nih.gov/pubmed/31379565.

[331] SHUKAR S, ZAHOOR F, HAYAT K, et al. Drug Shortage: Causes, Impact, and Mitigation Strategies. Front Pharmacol, 2021, 12:693426. [accessed: 26 June 2022]. Available at: https://www.ncbi.nlm.nih.gov/pubmed/34305603.

[332] TABYSHOVA A, SOORONBAEV T, AKYLBEKOV A, et al. Medication availability and economic barriers to adherence in asthma and COPD patients in low-resource settings. NPJ Prim Care Respir Med, 2022, 32 (1):20. [accessed: 26 June 2222]. Available at: https://www.ncbi.nlm.nih.gov/pubmed/35637220.

[333] World Health Organization. Model List of Essential Medicines - 22nd List, 2021. Geneva: Organisation WH [Internet]. 2021. [accessed: 27 June 2022]. Available at: https://www.who.int/publications/i/item/WHO-MHP-HPS-EML-2021.02.

[334] BISSELL K, PERRIN C, BERAN D. Access to essential medicines to treat chronic respiratory disease in low-income countries. Int J Tuberc Lung Dis, 2016, 20 (6):717-28. [accessed: 27 June 2022]. Available at: https://www.ncbi.nlm.nih.gov/pubmed/27155173.

[335] World Health Organization. Palliative Care: 5 August 2020. updated [accessed: 24 May 2022]. Available at: https://www.who.int/news-room/fact-sheets/detail/palliative-care.

[336] GLAAB T, VOGELMEIER C, BUHL R. Outcome measures in chronic obstructive pulmonary disease (COPD): strengths and limitations. Respir Res, 2010, 11:79. [accessed: 11 July 2022]. Available at: https://www.ncbi.nlm.nih.gov/pubmed/20565728.

[337] CAZZOLA M, MACNEE W, MARTINEZ F J, et al. Outcomes for COPD pharmacological trials: from lung function to biomarkers. Eur Respir J, 2008, 31 (2):416-69. [accessed: 12 August 2022]. Available at: https://www.ncbi.nlm.nih.gov/pubmed/18238951.

［338］SHDAIFAT M B M, KHASAWNEH R A, ALEFAN Q. Clinical and economic impact of telemedicine in the management of pediatric asthma in Jordan: a pharmacist-led intervention. J Asthma, 2022, 59（7）:1452-62.［accessed: 12 August 2022］. Available at: https://www.ncbi.nlm.nih.gov/pubmed/33941032.

［339］MANFRIN A, TINELLI M, THOMAS T, et al. A cluster randomised control trial to evaluate the effectiveness and cost-effectiveness of the Italian medicines use review （I-MUR）for asthma patients. BMC Health Serv Res, 2017, 17（1）:300.［accessed: 12 August 2022］. Available at: https://www.ncbi.nlm.nih.gov/pubmed/28438152.

［340］DURAN-TAULERIA E, IMCA Working Group. Indicators for monitoring COPD and asthma in the EU. Barcelona, Spain: European Commission DfPHaSW［Internet］. 2055.［accessed: 11 July 2022］. Available at: https://ec.europa.eu/health/ph_projects/2001/monitoring/fp_monitoring_2001_frep_10_en.pdf.

［341］AKINBAMI L J, SULLIVAN S D, CAMPBELL J D, et al. Asthma outcomes: healthcare utilization and costs. The Journal of allergy and clinical immunology, 2012, 129（3 Suppl）:S49-64.［accessed: 12 August 2022］. Available at: https://www.ncbi.nlm.nih.gov/pubmed/22386509.

［342］GRADY C. Enduring and emerging challenges of informed consent. N Engl J Med, 2015, 372（22）:2172.［accessed: 7 July 2022］. Available at: https://www.ncbi.nlm.nih.gov/pubmed/26017840.

［343］LANG J E, VADLAMUDI A. Informed consent-current challenges and lessons learned from the American lung association asthma/airways clinical research centers network （ALA-ACRC）. J Asthma, 2019, 56（6）:581-3.［accessed: 7 July 2022］. Available at: https://www.ncbi.nlm.nih.gov/pubmed/29746175.

［344］KRISHNAMURTI T, ARGO N. A Patient-Centered Approach to Informed Consent: Results from a Survey and Randomized Trial. Med Decis Making, 2016, 36（6）:726-40.［accessed: 7 July 2022］. Available at: https://www.ncbi.nlm.nih.gov/pubmed/26964877.

［345］VARKEY B. Principles of Clinical Ethics and Their Application to Practice. Med Princ Pract, 2021, 30（1）:17-28.［accessed: 7 July 2022］. Available at: https://www.ncbi.nlm.nih.gov/pubmed/32498071.

［346］VAN MIL J W, BOER W O, TROMP T F J. European barriers to the implementation of pharmaceutical care. International Journal of Pharmacy Practice, 2001, 9（3）:163-8. ［accessed: 29 June 2022］. Available at: https://onlinelibrary.wiley.com/doi/10.1111/j.2042-7174.2001.tb01044.x.

[347] GASTELURRUTIA M A, FERNANDEZ-LLIMOS F, BENRIMOJ S I, et al.［Barriers for the implementation of cognitive services in Spanish community pharmacies］. Atencion primaria / Sociedad Espanola de Medicina de Familia y Comunitaria, 2007, 39（9）:465-70.［accessed: 29 June 2022］. Available at: http://www.ncbi.nlm.nih. gov/pubmed/17919397.

[348] GHAZAL R, HASSAN N A G, GHALEB O, et al. Barriers to the implementation of Pharmaceutical Care into the UAE community pharmacies. IOSR J Pharm, 2014, 4:68-74.［accessed: 29 June 2022］. Available at: http://www.iosrphr.org/papers/v4i05/ K045068074.pdf.

[349] KRITIKOS V S, REDDEL H K, BOSNIC-ANTICEVICH S Z. Pharmacists'perceptions of their role in asthma management and barriers to the provision of asthma services. Int J Pharm Pract, 2010, 18（4）:209-16.［accessed: 29 June 2022］. Available at: https://www.ncbi.nlm.nih.gov/pubmed/20636672.

[350] RENE-HENRI N, KHAMLA Y, NADAIRA N, et al. Community pharmacists'interventions in asthma care: a descriptive study. Ann Pharmacother, 2009, 43（1）:104-11.［accessed: 29 June 2022］. Available at: https://www.ncbi. nlm.nih.gov/pubmed/19109211.

[351] WIBOWO Y, BERBATIS C, JOYCE A, et al. Analysis of enhanced pharmacy services in rural community pharmacies in Western Australia. Rural Remote Health, 2010, 10（3）:1400.［accessed: 29 June 2022］. Available at: https://www.ncbi.nlm.nih.gov/ pubmed/20684656.

[352] EMIRU Y K, HAMMESO W W, ADELO E S, et al. Role of community pharmacists in educating asthmatic patients: A multi-centered cross-sectional study in Ethiopia. Chron Respir Dis, 2020, 17:1479973120952679.［accessed: 29 June 2022］. Available at: https://www.ncbi.nlm.nih.gov/pubmed/32856500.

[353] AKRAM W, IJAZ N, AHMAD H, et al. Barriers to the provision of asthma services and perceived practice towards asthma management among urban community pharmacists in Selangor, Malaysia. Braz J Pharm Sci, 2018, 54（4）.［accessed: 29 June 2022］. Available at: https://www.scielo.br/j/bjps/a/G8NVm69ssQRSYnwxjBqNZrP/?lang=en#.

[354] WATKINS K, BOURDIN A, TREVENEN M, et al. Opportunities to develop the professional role of community pharmacists in the care of patients with asthma: a cross-sectional study. NPJ Prim Care Respir Med, 2016, 26:16082.［accessed: 29 June 2022］. Available at: https://www.ncbi.nlm.nih.gov/pubmed/27883003.

[355] International Pharmaceutical Federation. Community pharmacy at a glance

2021-Regulation, scope of practice, remuneration and distribution of medicines through community pharmacies and other outlets. [Internet]. 2021. [accessed: 29 June 2022]. Available at: https://www.fip.org/file/5015.

[356] BABAR Z, SCAHILL S. Barriers to effective pharmacy practice in low- and middle-income countries. Integrated Pharmacy Research and Practice, 2014, 3:25-7. [accessed: 29 June 2022]. Available at: https://doi.org/10.2147/IPRP.S35379.

[357] HERMANSYAH A, SUKORINI A I, RAHEM A. The remuneration of the community pharmacist in the developing world: the case in Indonesia. Pharmacy Education, 2021, 21 (2):36-41. [accessed: 29 June 2022]. Available at: https://pharmacyeducation.fip.org/pharmacyeducation/article/view/1399.

[358] TORJESEN I. Access to patient records: Britain lags behind other countries. The Pharmaceutical Journal. 2018. [accessed: 29 June 2022]. Available at: https://pharmaceutical-journal.com/article/feature/access-to-patient-records-britain-lags-behind-other-countries.

[359] HATTINGH H L, EMMERTON L, NG CHEONG TIN P, et al. Utilization of community pharmacy space to enhance privacy: a qualitative study. Health Expect, 2016, 19 (5):1098-110. [accessed: 29 June 2022]. Available at: https://www.ncbi.nlm.nih.gov/pubmed/26332335.

[360] SUPPER I, CATALA O, LUSTMAN M, et al. Interprofessional collaboration in primary health care: a review of facilitators and barriers perceived by involved actors. J Public Health (Oxf). 2014. [accessed: 29 June 2022]. Available at: http://www.ncbi.nlm.nih.gov/pubmed/25525194.

[361] QAZI A, SABA M, ARMOUR C, et al. Perspectives of pharmacists about collaborative asthma care model in primary care. Res Social Adm Pharm, 2021, 17 (2):388-97. [accessed: 29 June 2022]. Available at: https://www.ncbi.nlm.nih.gov/pubmed/32284301.

[362] ASMELASHE GELAYEE D, BINEGA MEKONNEN G, ASRADE ATNAFE S. Practice and Barriers towards Provision of Health Promotion Services among Community Pharmacists in Gondar, Northwest Ethiopia. Biomed Res Int, 2017, 2017:7873951. [accessed: 29 June 2022]. Available at: https://www.ncbi.nlm.nih.gov/pubmed/28831398.

[363] KHANAL S, NISSEN L, VEERMAN L, et al. Pharmacy workforce to prevent and manage non-communicable diseases in developing nations: The case of Nepal. Res Social Adm Pharm, 2016, 12 (4):655-9. [accessed: 12 May 2022]. Available at:

https://www.ncbi.nlm.nih.gov/pubmed/26481826.

［364］BABAR Z U. Ten recommendations to improve pharmacy practice in low and middle-income countries（LMICs）. J Pharm Policy Pract, 2021, 14（1）:6.［accessed: 29 June 2022］. Available at: https://www.ncbi.nlm.nih.gov/pubmed/33407945.

［365］NUNES-DA-CUNHA I, ARGUELLO B, MARTINEZ F M, et al. A Comparison of Patient-Centered Care in Pharmacy Curricula in the United States and Europe. American journal of pharmaceutical education, 2016, 80（5）:83.［accessed: 29 June 2022］. Available at: http://www.ncbi.nlm.nih.gov/pubmed/27402986.

［366］NUNES-DA-CUNHA I, FERNANDEZ-LLIMOS F. Educational contents for a patient-centred undergraduate pharmacy curriculum Lisbon: 2017. updated ［accessed: 29 June 2022］. Available at: http://www.cipf-es.org/wp-content/uploads/2017/12/a-educational_contents.pdf.

［367］POTTIE K, FARRELL B, HAYDT S, et al. Integrating pharmacists into family practice teams: physicians'perspectives on collaborative care. Can Fam Physician, 2008, 54（12）:1714-1717 e5.［accessed: 12 August 2022］. Available at: https://www.ncbi.nlm.nih.gov/pubmed/19074716.

［368］HALE J C, MURAWSKI M M, IVES T J. Perceived successes and challenges of clinical pharmacist practitioners in North Carolina. J Am Pharm Assoc（2003）, 2013, 53（6）:640-643.［accessed: 12 August 2022］. Available at: https://www.ncbi.nlm.nih.gov/pubmed/24185431.

［369］NIGRO S C, GARWOOD C L, BERLIE H, et al. Clinical pharmacists as key members of the patient-centered medical home: an opinion statement of the Ambulatory Care Practice and Research Network of the American College of Clinical Pharmacy. Pharmacotherapy, 2014, 34（1）:96-108.［accessed: 12 August 2022］. Available at: https://www.ncbi.nlm.nih.gov/pubmed/24122857.

［370］SIAW M Y L, ANG S W, LEE J Y. Evaluation of the Diabetes, Multidisciplinary, Experiential（DIAMANTE）Program for Retail Pharmacists: A Mixed-Method Study. J Contin Educ Health Prof, 2017, 37（2）:116-122.［accessed: 12 August 2022］. Available at: https://www.ncbi.nlm.nih.gov/pubmed/28562500.

［371］Pennsylvania Pharmacists Association. Toolkit: Asthma Clinical Training Resources/Continuing Education［Internet］. updated ［accessed: 29 June 2022］. Available at: https://www.papharmacists.com/page/AsthmaTraining?

［372］Ordem dos Farmacêuticos. Course on pharmacists'intervention in people with asthma and allergic rhinitis: 2022. updated ［accessed: 29 June 2022］. Available at:

https://www.ordemfarmaceuticos.pt/pt/eventos/curso-de-intervencao-do-farmaceutico-na-pessoa-com-asma-e-rinite-alergica/.

［373］JACOBI J. Clinical pharmacists: practitioners who are essential members of your clinical care team. Revista Medica Clinica Las Condes, 2016, 27（5）:571-7.［accessed: 29 June 2022］. Available at: https://www.sciencedirect.com/science/article/pii/S0716864016300827.

［374］GILCHRIST M, WADE P, ASHIRU-OREDOPE D, et al. Antimicrobial Stewardship from Policy to Practice: Experiences from UK Antimicrobial Pharmacists. Infect Dis Ther, 2015, 4（Suppl 1）:51-64.［accessed: 29 June 2022］. Available at: https://www.ncbi.nlm.nih.gov/pubmed/26362295.

［375］EMMERTON L M, SMITH L, LEMAY K S, et al. Experiences of community pharmacists involved in the delivery of a specialist asthma service in Australia. BMC Health Serv Res, 2012, 12:164.［accessed: 29 June 2022］. Available at: https://www.ncbi.nlm.nih.gov/pubmed/22709371.

［376］SAINI B, KRASS I, ARMOUR C. Development, implementation, and evaluation of a community pharmacy-based asthma care model. Ann Pharmacother, 2004, 38（11）:1954-60.［accessed: 29 June 2022］. Available at: https://www.ncbi.nlm.nih.gov/pubmed/15479780.

［377］CORDINA M, MCELNAY J C, HUGHES C M. Assessment of a community pharmacy-based program for patients with asthma. Pharmacotherapy, 2001, 21（10）:1196-203.［accessed: 29 June 2022］. Available at: https://www.ncbi.nlm.nih.gov/pubmed/11601666.

2022

慢性呼吸道疾病
专业发展知识和技能参考指南

《FIP 慢性呼吸道疾病药师手册》配套资料

国际药学联合会（FIP）　著

魏　理　赵志刚　卞晓岚　喻鹏久　主译

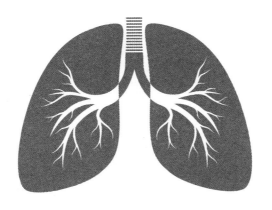

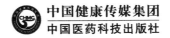

中国健康传媒集团

中国医药科技出版社

致谢

FIP感谢作者和审稿人对本参考指南的贡献。

FIP和作者感谢参考小组的成员对本参考指南提出了宝贵的意见和建议，具体如下。

评审员姓名	所属机构和国家
约伯–福特·瓦恩博文博士	格罗宁根大学医学中心助理教授，格罗宁根，荷兰
西恩–威廉姆斯	国际初级保健呼吸组首席执行官，伦敦，英国
伊丽莎白·奥特里博士	美国肯塔基大学肯塔基儿童医院副教授，肯塔基州列克星敦，肯塔基州，美国
格兰妮·迪安科纳	英国伦敦盖伊和圣托马斯医院基金会信托基金顾问药师
撒迦利亚·那扎尔博士	卡塔尔大学QU卫生学院药学系临床药学和实践部助理教授

本指南的内容是由作者和编辑独立制作的。

FIP感谢国际初级保健呼吸组和欧洲临床药学学会对本指南的专业贡献。

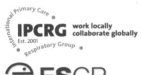

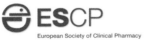

目　录

1　背景介绍

　　慢性呼吸道疾病（CRDs）是非传染性疾病（NCDs）中导致死亡和发病的主要病因[1]。慢性阻塞性肺疾病（COPD）和哮喘是最常见的CRDs。根据国际呼吸学会论坛的数据，全球约有4%的人口患有COPD，每年约有320万人因罹患COPD死亡[1]。全世界有超过3.5亿人患有哮喘，这是儿童中最常见的慢性疾病[1]。

　　联合国可持续发展目标包括减少CRDs的负担和增加基本医疗保健服务普及。CRDs患者在医疗系统中接触的第一个人通常是药师，因此，药师在管理CRDs方面处于战略地位，可以采取有效的干预措施[2]。药师的作用不应局限于药物治疗的管理，还可参与更多面向患者的活动，包括参与初级预防、早期检测、患者教育、转诊和全面的长期健康管理[3]。有关研究已经证实了药师服务能给患者带来的好处，如改善疾病知识和提高用药依从性[3]。还有研究报道了药师服务能提高患者的生活质量，降低住院率，以及减少疾病恶化风险。此外，药师的干预措施已被证明可以减少患者的医药费用，是一个充分利用有限资源的方法[4]。

　　十多年来，FIP一直倡导药师在减少非传染性疾病的全球负担方面发挥作用。2006年，FIP发布的一份政策声明中提及了扩大和巩固药师在预防和治疗慢性疾病方面作用的必要性。随后成立了一个NCD工作组，旨在建立全球性的证据，倡导扩大药师在NCDs管理中的作用。2018年4月，工作组参加了在哥本哈根举行的WHO全球会议"2018年非传染性疾病预防和控制可持续融资伙伴关系全球对话"。这次会议的提及的关键信息之一是"所有卫生专业人员的培训课程应涵盖提供非传染性疾病服务的能力和社会责任"[5-6]。FIP的21项发展目标（DG）中有17项与NCDs的预防和管理相一致。DG 15（以人为本的管理），与NCDs管理中提供以患者为中心的服务方法转变相吻合，其中包括由药师发起的CRDs服务。DG5（能力发展）中提到需要提高药师的知识和技能，以便在预防和管理CRDs方面发挥更大的作用[7]。

2022年出版的《慢性呼吸道疾病药师手册》全面概述了药师在慢性呼吸道疾病方面的作用、服务和干预措施。本指南作为该手册的补充，以手册中的医务人员、服务和干预措施为基础，描述了药师为有效和高效地提供这些服务所需要掌握的知识和技能，旨在完善CRDs中的知识和技能不足。

更具体地说，基于进一步加强世界各地执业药师在管理CRDs方面的能力需要，本指南旨在：

- 概述药师在管理哮喘和COPD方面所需的知识和技能；
- 提高对与药师有关的CRDs管理方面的熟悉度，以指导他们可持续的专业发展（CPD）；
- 为CPD服务者提供围绕CRDs的关键考虑因素，以支持药师的专业发展。

2 FIP 全球能力和专业发展框架

作为医学专家，药师是患者医疗服务团队的关键成员。通过持续发展，药师可以保持和提高其执业能力，以应对当前日益复杂的医疗环境。FIP 将 CPD 定义为"药师个人有责任系统地保持、发展和扩大知识、技能和态度，以确保在其在整个职业生涯中持续具备专业能力"[8]。发展和保持能力的方法之一是通过接受以能力为基础的培训，这是一种结构化的培训和评估方法，这种方法可以帮助药师获得技能和知识，使他们能够在特定的标准规定下完成任务。在以能力为基础的培训中，要达到的目标应该是明确的，以便学习者清楚地知道他们必须能够做什么，培训者知道要提供何种培训或学习，组织者知道员工需要拥有何种技能水平。基于能力的培训强调的是"能做"，而不仅仅是"知道"[9]。

随着卫生行业广泛接受以能力为基础的培训和教育，开立教育课程、规范职业入门、基准实践标准和促进专业知识发展的关键是能力框架构建[10]。FIP 已经构建了两个全球框架，描述了基础和高级药学实践的通用能力。

2020 年更新的 FIP 全球能力框架（GbCF）是一系列能力和核心行为陈述，旨在普遍适用于全世界的药学工作者，尤其是针对职业生涯早期（基础水平）的药师。GbCF 包括 124 条行为陈述，分为23 个能力领域和 4 个广泛的能力集群：医药公共卫生、药学服务、组织和管理以及专业和个人能力。

此外，FIP 全球高级发展框架（GADF）是 GbCF 的一个补充框架。GADF 旨在帮助药师和制药科学家的专业发展和得到认可，并规划了跨发展能力的基础广泛的高级实践阶段。GADF 包括六个发展能力集群：专家专业实践、与他人合作、领导力、管理、教育、培训与发展以及研究与评估。

GbCF 和 GADF 旨在作为证明个人规划工具，以实现有效和持续的绩效，为个人进入高级和专业实践铺平道路。

因此，FIP 建议个人将使用知识和技能参考指南与 FIP 能力和发展框架相结合，来制定与其发展实践有关的知识、技能和行为的内容（图 1）。预计药师需要利用以前获得的知识、技能、态度和价值观，这些知识、技能、态度和价值观可能与其他能力领域交互，以完成手头的工作。FIP参考指南为特定主题的知识和技能提供指导。通过这种方式，鼓励和落实关键知识和技能的交叉学习和教学。FIP开发的工具围绕CPD实践提供了能力框架以及知识和技能参考指南，包括作为注册或许可要求、专业发展和自我指导学习的一部分，从而对自己的实践进行自我评估。

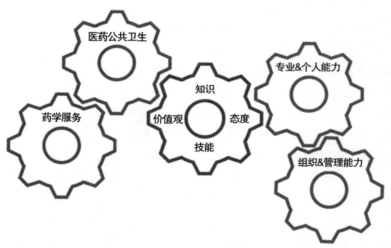

图1 能力包括一系列的知识、技能、态度和价值观，以确保有效的实践 。能力群组基于FIP全球能力框架[11]

3 药师职业发展：知识和技能参考指南

3.1 关于指南内容

本知识和技能参考指南提供了一份药学和相关护理所需的知识和技能全面清单，提供药师发展、提高技能及更新CRDs和药学领域相关角色的知识。该指南是对《慢性呼吸道疾病药师手册》的补充，是在与全球参考小组协商后制定的（见致谢）。

下面的表1和表2是建立在现有FIP资源基础上的[12]，由专家小组制定目前的学习和教学工具、课程以及专家观点。专家小组由具有CRDs专业发展经验的教育工作者和从业人员组成，他们审查了这些陈述并就内容达成一致。

表1　药师在慢性呼吸系统疾病领域的知识指南[13-26]

哮　喘	
治疗领域	
身体系统	**展示出对以下方面的知识和理解**
呼吸系统	• 呼吸系统的基本解剖结构和功能 • 在呼吸系统中可能发生的并发症 • 肺部气体交换的生理学 • 呼吸、通气和呼吸的主要原则
疾病的具体情况	**展示出对以下方面的知识和理解**
病理生理学	• 阐明哮喘（急性和慢性）的原因、体征和症状、危险因素和加重因素 • 肺功能的关键参数（如呼气峰值流量、第一秒用力呼气量） • 哮喘控制和分类，例如根据哮喘控制测试（ACT）或哮喘控制问卷（ACQ）[27,28]

哮 喘	
公共卫生	
预防和筛查策略	展示出对以下方面的知识和理解
倡导	• 药学实践中的各种宣传方式，包括减少对CRDs和吸入性药物使用的不适感受；消除对吸入性药物使用的误解；同时避免引起产生错误看法的因素 • 健康促进倡议、公共健康运动、疾病预防计划和疾病状态管理服务 • 相关的患者公益活动
可改变的风险因素	• 风险因素和合并症，如肥胖和焦虑
初级预防	• 在早期阶段诊断哮喘的方法 • 初级预防诊断工具在药房药学层面的重要性和地位，如肺活量测定
碳素养	• 碳素养以及气候变化与健康之间的联系。
药品护理	
药品	展示出对以下方面的知识和理解
哮喘的常见药物：吸入性糖皮质激素、全身性糖皮质激素、全身性 β_2 受体激动剂、短效和长效 β_2 受体激动剂、毒蕈碱拮抗剂、白三烯受体拮抗剂和生物制剂	• 根据国际和国内的指南，哮喘患者的治疗指标通常包括监测症状、缓解药物的依从性不佳、恶化加重、对身体活动的影响和肺功能测试 • 药品方面，包括每种药物在治疗中的指南/证据、常用剂量和给药途径（包括不同的吸入装置、储雾罐和雾化器）、作用机制、药理学、药代动力学、制药方面、正确用药、不良反应、禁忌证、预防措施、相互作用和监测要求 • 用药依从性的方面，即故意和非故意的依从性差，影响依从性的行为、健康信念和心理以及吸入技术
疫苗	• 常见的推荐疫苗，包括流感、COVID-19、Tdap、肺炎球菌和带状疱疹 • 常见疫苗知识，包括适应证、作用机制、药理学、药代动力学、药物方面、不良反应、禁忌证、预防措施和相互作用、通常剂量和给药途径、在治疗中的位置和监测要求
辅助性药物：抗组胺药、抗菌药物、用于戒烟的尼古丁替代疗法的药物、质子泵抑制剂、鼻喷激素类药物	• 辅助药物相关方面知识，包括治疗指南和证据、常用的剂量和给药途径、作用机制、药理学、药代动力学、药物方面、不良反应、禁忌证、预防措施、相互作用和监测要求

续表

哮 喘	
监测	• 治疗中使用的监测参数，包括肺功能和患者报告的结果 • 在治疗和临床管理计划范围内使用的监测设备，如峰值流量计（PEF） • 患者随访策略和个人哮喘行动计划
哮喘急诊/急诊治疗	• 哮喘的紧急情况或急性期治疗的管理和沟通计划
二级预防	• 使用相关工具，如SIMPLES法（吸烟、吸入器技术、监测、药物治疗、生活方式、教育、社会支持）以预防哮喘的恶化[29,30] • 重新评估哮喘诊断、吸入器技术和用药依从性的重要性
并发症	• 基于患者因素，患者未来发生哮喘并发症的风险 • 可能恶化症状控制或导致药物相互作用的合并症，包括COVID-19、过敏性鼻炎、鼻窦炎、胃食管反流、鼻息肉、肥胖、阻塞性睡眠呼吸暂停综合征、食物过敏、COPD以及焦虑和抑郁症
非药物支持	**展示出对以下方面的知识和理解**
非药物治疗	• 避免症状恶化的方法，包括戒烟（如行为疗法、医生建议、基于电话的干预、小组/同伴或个人方案），以及避免接触环境中的烟雾、室内过敏原、职业性接触和可能加重哮喘的药物 • 生活方式干预的重要性和地位，包括体育活动、健康饮食和减轻体重 • 补充疗法的重要性和地位，包括物理疗法、呼吸练习，以及应对情绪压力的策略
个性化的哮喘行动计划	• 哮喘行动计划
哮喘的数字化工具	• 基于证据的数字化干预措施，可以帮助哮喘患者管理他们的病情，如智能吸入器或电子依从性监测器[31]
特殊人群或案例	**展示出对以下方面的知识和理解**
当地居民	• 哮喘在特定种族/民族或农村和城市地理位置中的患病率。
吸烟的哮喘患者	• 与患有哮喘和吸烟相关的风险，包括哮喘恶化、哮喘发作频率增加以及发展为COPD或肺癌

哮 喘	
儿童和青少年	• 儿童哮喘的危险因素除遗传和环境因素外，还包括儿童的性别和是否有过敏 • 儿童和青少年哮喘的表现［例如儿童早期哮喘的主要症状包括咳嗽（干咳和痰咳）］、缓解情况和死亡率 • 儿童青春期身体、情绪、认知和社会的快速变化，可能对哮喘治疗的坚持产生负面影响 • 可能使哮喘症状控制恶化的危险行为，如吸烟
怀孕	• 怀孕期间哮喘发作的潜在原因，包括身体和荷尔蒙的变化，由于父母或医护人员的担心而减少使用哮喘药物治疗、病毒感染（流感） • 妊娠期严重哮喘的治疗方案（使用生物疗法，如奥马珠单抗） • 妊娠期哮喘恶化的治疗方案：使用短效 β_2 受体激动剂（SABAs）、吸氧、早期给予全身性糖皮质激素 • 分娩期间的哮喘及其治疗方面注意，包括控制药物的使用情况、支气管收缩的管理、分娩前给予大剂量 β 受体激动剂后新生儿低血糖的可能性
职业性哮喘	• 职业性哮喘、职业性鼻炎、职业性过敏原的主要诊断特征和关键的疾病筛查问题 • 出现与漏诊、误治有关的问题，如过度处方SABA、少开吸入性糖皮质激素等，需要将患者转诊给医生，予以警示 • 职业性哮喘管理的循证指南
老年人	• 老年人哮喘控制不佳的原因，包括肺功能下降、患者将哮喘症状归因于年龄增长及其他合并症、由于年老或合并关节炎而难以使用医疗设备（如吸入装置） • 为老年患者制定哮喘管理计划时需要考虑的因素，包括症状控制、未来风险最小化、同服药物、自我管理技能和用药安全 • 认知障碍患者对其照顾者的需求
阿司匹林加重性呼吸系统疾病（AERD）	• AERD的主要临床特征 • AERD的主要诊断指标，包括阿司匹林激发试验（口服、支气管、鼻腔）、服用阿司匹林或其他非甾体抗炎药后病情发作史 • AERD的管理策略，如避免使用阿司匹林和非甾体抗炎药、AERD中哮喘的主要疗法以及阿司匹林脱敏作为治疗方案的可能性

续表

哮 喘	
患者教育	展示出对以下方面的知识和理解
哮喘的自我管理	• 哮喘的自我管理干预措施，包括个人哮喘行动计划[32]、正确使用吸入装置和医疗设备、坚持用药、自我监测症状、掌握寻求帮助的时机和哮喘疾病相关信息[33]
急性哮喘和哮喘急救措施	• 哮喘急救的基本步骤 • 在病情加重期间，应用雾化器和吸入装置（与储雾罐一起使用）来使用支气管扩张剂
哮喘行动计划	• 提供有关药物及其剂量的信息、如何识别症状恶化和在紧急情况下应采取的步骤
沟通技巧	• 有效沟通的障碍，如残疾、语言障碍和社会文化多样性 • 用来吸引患者参与讨论的一系列咨询模式 • 在回答患者的询问时，良好的书面和口头沟通的原则 • 当地处理投诉的程序 • 有效谈判和解决冲突的原则
吸入装置	• 哮喘吸入装置的主要类别：小容量雾化器、加压计量吸入装置、呼吸驱动吸入装置、干粉吸入装置、软雾吸入装置和雾化器 • 与吸入装置有关知识，包括优点和缺点、启动设备和吸入之间所需的协调、呼吸启动、患者和年龄组、储药器（单剂量与多剂量）和设备保存
组织和管理	
改善哮喘的服务	展示出对以下方面的知识和理解
	• 以药师为主导的哮喘服务的质量改进措施，包括用药管理系统、预算和药物成本
专业人员	
多学科护理	展示出对以下方面的知识和理解
多学科护理的方方面面	• 在跨专业团队中提供医疗服务所遇到的实践和操作的挑战 • 每个医护人员在管理哮喘患者方面的作用和责任 • 转诊的过程

哮 喘	
沟通	• 在哮喘管理方面，应向其他卫生专业人员提供的相关医疗信息 • 在与其他医护人员交流时具有有效的沟通技巧
道德实践	展示出对以下方面的知识和理解
	• 在管理哮喘患者中的药学道德准则
政策、法规和准则	展示出对以下方面的知识和理解
国家和地方卫生政策	• 当地的需求、循证政策和程序，以确保它们被纳入临床实践
监管事务	• 管理药学实践的国家监管框架 • 哮喘用药方面的药物警戒原则

慢性阻塞性肺疾病（COPD）	
治疗领域	
身体系统	展示出对以下方面的知识和理解
呼吸系统	• 呼吸系统的基本解剖结构和功能 • 在呼吸系统中可能发生的并发症 • 肺部气体交换的生理学 • 呼吸、通气和呼吸的主要原则
疾病的具体情况	展示出对以下方面的知识和理解
病理生理学	• COPD的原因、体征和症状、危险因素和加重因素
公共卫生	
预防和筛查策略	展示出对以下方面的知识和理解
倡导	• 药学实践中的各种宣传方式 • 健康促进、公共卫生、疾病预防和疾病状态管理服务
可改变的风险因素	• 可改变的风险因素和合并症，如吸烟或接触环境中的烟草烟雾、接触烟尘和烟雾、职业性危害（如接触污染物和化学品）以及营养不良
初级预防	• 在早期阶段诊断COPD的方法（例如，针对性寻找患者策略） • 诊断工具在药学层面的重要性和方式（如肺活量测定）
碳素养	• 碳素养以及气候变化与健康之间的联系

续表

慢性阻塞性肺疾病（COPD）	
药品管理	
药品	展示出对以下方面的知识和理解
尼古丁替代疗法（NRT）的药物、抗心律失常的支气管扩张剂、β_2受体激动剂、羧甲司坦、吸入性类固醇、氧气、茶碱和氨茶碱	• COPD患者的治疗目标 • 如果患者吸烟，可以用药物治疗烟草依赖，如NRT、伐尼克兰、安非他酮 • 常用药物的知识，包括每种药物在治疗中的地位、不同的吸入装置、储物罐和雾化器、作用机制、药理学、药代动力学、制药方面、正确用药、不良反应、禁忌证、预防措施和相互作用，以及监测要求 • 用药依从性的方面，即故意和非故意的依从性差，影响依从性的行为、健康信念和心理以及吸入装置技术
疫苗	• 常见的推荐疫苗，包括流感、COVID-19、Tdap、肺炎球菌和带状疱疹 • 常见疫苗的知识，包括适应证、作用机制、药理学、药代动力学、制药方面、不良反应、禁忌证、预防措施和相互作用、常用剂量和给药途径、在治疗中的地位和监测要求 关于药师在疫苗接种方面的知识和技能的更多信息可从https://www.fip.org/file/5158查询获取
监测	• 治疗中使用的监测参数，包括患者报告的结果（例如COPD评估测试、临床COPD问卷、医学研究委员会呼吸困难量表）和肺功能[34-36] • 在临床管理计划范围内使用的监测设备 • 使用书面行动计划管理病情加重的患者随访策略，测量长期使用大剂量吸入性皮质激素的患者的体重指数
COPD的急诊/急诊治疗	• 紧急情况下或治疗急性期COPD症状的管理计划 • 在病情加重期间，联合雾化器和吸入装置（与储雾罐一起使用）来使用支气管舒张剂 • 抗菌药物的作用
二级预防	• 用于预防COPD恶化的策略，如教育（包括戒烟、饮食和运动）和疫苗接种（流感和肺炎球菌疫苗）
非药物治疗支持	展示出对以下方面的知识和理解。
非药物管理	• 避免症状恶化的方法包括：戒烟（如行为治疗、医生建议、电话干预、小组/同伴或个人监督）、避免职业性接触、避免环境和家庭空气污染接触 • 生活方式干预的重要性和方式，包括：体育活动、健康饮食和充足睡眠

续表

慢性阻塞性肺疾病（COPD）	
非药物管理	• 补充疗法的重要性和方式，包括：长期的家庭氧气治疗、肺部康复、临终关怀和姑息治疗 • 手术干预（如肺容积缩小、线圈、单向阀）在严重COPD病例管理中的重要性和方式
并发症	• 基于患者因素，患者未来发生COPD并发症的风险 • 可能导致症状恶化的合并症或药物相互作用，包括心血管疾病、骨质疏松症、焦虑和抑郁症、肺癌、代谢综合征和糖尿病、胃食管反流、支气管扩张、阻塞性睡眠呼吸暂停综合征和哮喘
COPD中的数字化工具	• 电子吸入器的最新循证发展
特殊人群或案例	展示出对以下方面的知识和理解
老年人	• 对老年人进行COPD筛查的重要性，以尽可能早发现
性别差异	• 性别相关的合并症和COPD风险因素的差异
患者教育	展示出对以下方面的知识和理解
COPD的自我管理	• COPD的自我管理干预措施，包括戒烟、正确使用吸入器和医疗设备、坚持用药、自我监测症状、呼吸技巧、增加体育活动、何时寻求帮助、决策和采取行动[37]
沟通	• 有效沟通的障碍，如残疾、语言障碍和社会文化多样性 • 让患者参与到讨论中一系列咨询模式 • 在回答患者的询问时，良好的书面和口头沟通的原则 • 有效谈判和解决冲突的原则
吸入装置	• 哮喘吸入装置的主要类别，包括加压计量吸入器、干粉吸入器、软雾吸入器和雾化器 • 与吸入装置有关的知识，包括优点和缺点、启动和吸入之间所需的手口协调能力、呼吸启动、患者和年龄组、储药器（单剂量与多剂量）和设备保存 • 补充氧气装置
专业人员	
多学科管理	展示出对以下方面的知识和理解
多学科管理的方方面面	• 在跨专业团队中提供医疗服务所遇到的实际和操作的挑战 • 每个医护人员在COPD患者管理中的角色和责任 • 转诊的过程

续表

慢性阻塞性肺疾病（COPD）	
沟通	• 在COPD管理方面，应向其他卫生专业人员提供的相关药物信息 • 在与其他医护人员交流时具有有效的沟通技巧
道德实践	展示出对以下方面的知识和理解
	• 在管理COPD患者的所有方面中的药学道德准则。
政策、法规和准则	展示出对以下方面的知识和理解
国家和地方卫生政策	• 在COPD管理方面，国家和地方的卫生政策、优先事项和倡议
监管事务	• 管理药学实践的国家监管框架 • COPD用药方面的药物警戒原则

表2 药师在慢性呼吸系统疾病领域的相关技能[13-26]

角色/服务	以知识参考指南为基础的技能、技术、质量保证和程序（表1）。
哮喘和COPD	
公共卫生	
倡导	• 与社区/客户建立信任，确定哮喘/COPD药物的好处 • 在哮喘/COPD的背景下，设计一个当地团体或社区的公共卫生评估 • 制定战略，解决哮喘/COPD的公共卫生需求，如开展和参与公共宣传活动 • 提供气候问题的继续专业教育，以提高气候变化的相关知识，加强与患者和其他利益相关群体沟通，以及如何在医疗系统内采取气候行动
初级预防	• 识别并应对表明气道阻塞的常见体征和症状，如咳嗽、喘息和呼吸困难 • 利用常用的诊断工具评估患者的气道功能，包括肺活量计和听诊器 • 了解患者的病史，评估他们哮喘/COPD发展的风险状况
数字工具/干预措施	• 了解呼吸系统疾病管理中使用的新兴数字化工具和干预措施，及其使用的驱动因素和促进因素 • 严格审查与呼吸系统疾病管理中数字健康干预措施的发展和实施有关的挑战 • 评估支持呼吸系统疾病管理中的数字健康干预措施的证据，以评估其是否适合在临床实践中实施

药学监护	
治疗计划	• 在考虑患者和疾病相关因素后，倡导个体化的治疗决定 • 与患者和医疗服务提供者讨论并同意个体化的哮喘/COPD行动计划 • 根据患者因素对每种药物的药代动力学的影响，通过调整剂量或选择替代药物来实现药物治疗的个体化 • 在考虑到每个患者的需求、能力和喜好的情况下，为患者提供正确使用药品和医疗设备的建议 • 建立患者对坚持哮喘/COPD药物依从性的信心 • 找出坚持用药的障碍，并提供克服坚持用药障碍的策略
监测	• 严格评估与患者对哮喘/COPD治疗的反应和不良反应有关的临床指标 • 确定监测参数并确定优先次序 • 教授和监测有效的使用吸入剂 • 评估哮喘/COPD治疗方案并审查药物处方 • 根据治疗计划的目标评估对治疗的反应 • 有效地进行随访以监测疗效
哮喘/COPD急诊或急性治疗	• 实施哮喘急救 • 为急诊和COPD症状的急性期管理提供最合适的治疗方法 • 与多学科团队合作，在临床环境中处理COPD的紧急情况
非药物管理	• 提供改善患者生活方式的计划，以帮助减轻哮喘/COPD的症状 • 制定有效的减轻急性加重策略，患者可以用来防止接触环境接触因素，诱发哮喘/COPD • 识别需要额外治疗的患者，并将他们转诊给相关的医疗保健专业人士 • 识别需要手术干预的患者，并将他们转诊给相关的医疗保健专业人士
二级预防	• 对患者进行有效的生活方式干预教育，旨在预防哮喘/COPD的恶化 • 建立患者对接种疫苗作为哮喘/COPD恶化的预防措施重要性的信心，例如，流感和肺炎球菌疫苗 • 为需要接种疫苗的哮喘/COPD患者安全地注射疫苗（在法律允许的情况下）
数字工具/干预措施	• 用数字工具支持和教育患者，如智能电话应用
并发症	• 识别有可能使症状控制困难或发生不良药物相互作用的合并症患者 • 在治疗哮喘/COPD和并发症时，优化治疗效果

续表

特殊人群或案例	
儿童和青少年	• 根据患者的社会心理发展阶段和自主意愿，制定哮喘自我管理策略 • 与患者讨论减少吸烟的重要性 • 定期审查药物治疗方案，以适应患者不断变化的需求
怀孕	• 在怀孕期间教育患者获得的好处远多于使用控制和缓解哮喘药物 • 与主治医生合作，定期（如每月）监测妊娠期哮喘控制情况 • 监测怀孕期间的呼吸道感染是否得到充分治疗 • 推荐适合妊娠期哮喘急性加重和严重哮喘的治疗方法
职业性哮喘	• 识别职业性哮喘患者，并将他们转诊给专家做进一步评估和建议 • 对患者进行避免接触职业性致敏物的教育 • 根据循证指南建议对职业性哮喘的管理
老年人	• 在仔细考虑患者因素后，推荐有效的管理计划，如合并症、同时用药、用药安全、使用医疗设备的能力和认知功能 • 定期监测患者的疗效、安全性和依从性 • 告知护理人员如何给患者服用哮喘/COPD药物 • 制定适合老年患者的书面哮喘/COPD行动计划，如加大字体
阿司匹林加重性呼吸系统疾病（AERD）	• 识别可能患有AERD的患者，并将其转诊给专家进行进一步评估和建议 • 教育患者避免使用NSAIDs、含NSAID的产品和任何其他COX-1抑制剂 • 根据循证指南，为AERD的哮喘和严重哮喘推荐适当的管理疗法 • 对于需要使用非甾体抗炎药的病症，推荐其他替代药物，如对乙酰氨基酚或COX-2抑制剂（塞来昔布、依托考昔）
患者教育	• 获知患者对哮喘/COPD药物信息的需求 • 教育患者了解哮喘/COPD自我管理的原则，包括正确使用药物和医疗设备、坚持用药和自我监测症状 • 根据患者的自身需求，如文化信仰、社会地位和经济能力，制定、定制和评估自我管理干预措施 • 与患者协商制定书面的哮喘行动计划 • 找出与患者沟通的障碍，并在遇到可能存在身体残疾或语言障碍等的情况下适当调整沟通方式 • 使用适当的咨询模式，让患者参与讨论 • 倾听患者的询问，并利用良好的口头和书面沟通技巧做出适当的回应 • 与患者就行为改善进行协商，确保他们能够坚持生活方式的干预 • 应用当地的投诉程序，有效地处理患者投诉和解决冲突

专业人员	
多学科护理	• 找出跨专业团队中提供医疗服务所遇到的实际和操作上的挑战，并给出克服这些挑战的建议 • 识别需要其他医护人员提供服务的患者，并将他们转诊给相关人员 • 与护理哮喘患者的多学科小组的其他成员有效沟通，提供相关医疗信息
道德实践	• 在为哮喘/COPD患者提供健康服务的所有方面注意药学道德规范的原则
国家和地方卫生政策	• 在管理哮喘/COPD患者时，应用最新的国家和地方卫生政策 • 倡导将预防和控制CRDs纳入国家卫生政策
监管事务	• 按照法规要求开展药房业务 • 参与国家哮喘/COPD药物的药物警戒计划，报告任何发现的不良事件或市场上遇到的劣质药品的事件 • 识别监管部门批准后进入市场的新药

3.2　信息是如何组织的?

该指南分为两部分。

第一部分（表1）描述药师从事CRDs相关工作所需的知识。在知识指南中，主题被分为三类（图2）。

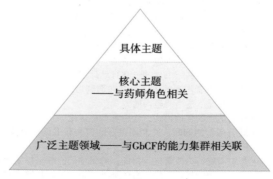

图2　知识指南中主题分组的层次结构

- **广泛的主题领域** 包括主要类别，如身体系统、药学监护、公共卫生和宣传、伦理和合作。其中许多类别与 GbCF 的能力集群相关联。
- **核心主题** 识别与 CRDs 管理中提供的角色和服务有关的关键主题（知识领域）。
- **具体主题** 描述源自核心主题的具体主题。

第二部分（表2）描述了药师在CRDs角色中所需要的技能。

3.3　指南为谁准备？

本参考指南旨在指导CRDs管理实践，而不是一份在所有情况下都必须遵守的规定性清单。这份指南适用于专注于特定领域的药师，也可用于专业发展的任何阶段，这取决于药师的定位。其目的是帮助药师安全有效地提供与CRDs有关的服务和干预措施。

3.4　如何使用该指南？

本参考指南可用于：

- 支持药师在 CRDs 领域的技能提升，并作为其职业发展的一部分；
- 帮助有兴趣在其执业领域提供 CRDs 相关服务的药师；
- 为继续教育提供者设计和提供教育和培训方案的信息。

3.5　适用背景、监管和培训要求

至关重要的是要认识到，药师必须遵循当地、国家和管辖区对培训、认证和监管/专业和道德标准的要求，以履行其特定的职责。这些要求可能包括：

- 在 CRDs 管理方面接受与其执业范围和专业水平相关的适当培训；

- 行为准则；
- 国家制定的证书培训计划或广泛认证；
- 注册或执照状况；
- 专业隶属关系；
- 关于药师和其他医疗保健专业人员的教育、能力和责任的医疗保健管辖区（法律）。

4 为药师提供 CRDs 课程和计划的 CPD 提供者的考虑因素

药师是管理和预防包括CRDs在内的非传染性疾病的重要专业人士。目前，药师试图采取一种全面的、以患者为中心的方法来参与CRDs管理，如初级预防、筛查、转诊、宣传、合作、疾病监测和患者教育。来自世界各地的最佳实践的证据证明，药师在管理CRDs方面的作用有所增加。在不同的国家（包括国家内部的司法管辖区）和地区，药师对CRDs干预的实践范围和监管基础结构的情况都不尽相同。然而，药师仍然是建立初级预防措施和改善患者的生活质量来解决CRDs的全球负担方面的重要角色。为了使药师在多学科医疗团队中的作用得到充分的认可和报酬，需要持续的宣传活动。因此，让药师通过发展和保持能力以及劳动力发展是十分有必要的[6]。

以下是来自各个方面的重要考虑[8,10,38-44]，这将有助于制定和实施强有力的培训、指南和变革性的持续发展计划，以提高药师管理CRDs的能力和水平。虽然这些考虑因素并不是一份详尽的建议清单，但它为药师、教育工作者和持续发展项目提供者提供了指导。

4.1 着手以需求为导向的方法来解决教育、持续发展和培训方面的差距

关于CRDs的CPD应该满足地方和国家的需求，并反映个人的专业发展需求和学习努力，需要考虑以下因素[44]。

- 持续发展是终身的，而且必须与个人的执业领域相关。因此，关于 CRDs 的持续发展应该着重于解决个人的专业需求，并

提供一个全面的方法来获得知识、学习技能和接受态度和价值观，使药师能够发挥相关角色的作用[8]。

- 为了开展以目标受众的具体学习和实践需求为重点的 CPD 项目，CPD 开发者可以寻求多个利益相关方的支持，并与其合作，利益相关方包括但不限于：①监管机构，他们可以要求药师完成规定的年度持续发展活动，以获得专业注册；②学术界，他们可以对设计、管理和分析学习需求、教学和方案进行评估；③基于实践的同事，包括高级管理人员和部门经理，他们是多种数据来源的把关人，可以评估能力、表现和实践结果；④医疗保健专业人士，他们可以倡导需要开展专门针对改善患者护理和健康结果的持续发展活动。

- 药师在医疗系统中处于适当的位置，以应对供应链问题和更新实践指南。由于成本和供应链问题，卫生系统和环境的多样性可能会阻碍人们获得推荐的一线疗法。药师应根据当地和国家的需求，在充分管理 CRDs 方面发挥关键作用[43]。

- 解决国家或组织上的障碍，为药师提供 CRDs 方面的支持和培训机会，可包括：①缺乏对初级保健服务的支持和投资，包括全科医生和社区药师以及对 CRDs 的诊断和处方权；②在促进对药师进行气候变化、可持续性和碳素养培训的重要性方面，缺乏政策制定者的支持；③缺乏对提供高价值护理的重视，如改善依从性和吸入器的使用规范（比提高口服药物依从性更困难）；④缺少咨询技能培训项目和行为改变技能教学，包括动机访谈；⑤缺乏基本药物的供应，如烟草依赖的药物治疗[45]。

4.2 培养药师在多学科和 CRDs 初级保健团队中的作用

药师是多学科团队和 CRDs 初级服务团队的重要成员。通过培训和发展，药师可以提供以患者为中心的综合呼吸道服务，并通过临床领导和多学科团队提供积极主动的协调服务。此外，药师还可以与医生和医疗团队的其他成员合作，建立信任关系，发展沟通技巧，最终提高患者的治疗效果。

4.3 促进 CRDs 培训项目的国内和国际合作

协作开展药师CRDs的培训项目，可以：

- 减少经济情况不同的国家之间在管理 CRDs 方面的技能差距；
- 分享资源、知识和专长；
- 随着越来越多的相关国际组织建立，如 WHO、联合国和 FIP，参与到游说主要决策者的工作中来，以促进在多学科医疗团队中纳入具备相关知识和技能的药师，以管理 CRDs 患者；
- 多方合作努力促进药师在减少药物产生的碳影响方面的作用，并加强公众、医疗保健提供者和决策者对于气候变化和健康之间联系的认知[45]。

4.4 培训项目的质量保证和认证

CRDs的持续发展课程需要通过认证，以证明学习活动已达到监管或专业机构所规定的标准和基准。认证可以确保药师参与的学习是高质量的，并符合药师、雇主和社区的期望。培训课程和项目的认证有利于保证药师所学的技能包含关键的知识点和使得技能的标准化[10]。

5 CPD 提供者和FIP 计划的认证

FIP及其相关项目提供了一个全球性的平台，旨在帮助FIP成员根据当地和国家的需求及优先事项解决专业支持和发展药师队伍的问题。

FIP通过该全球性的平台，为成员和合作伙伴提供了一个弥补培训和职业发展差距的机会。FIP可以与成员一起抓住机会，以加速推动所有部门和岗位的药学发展。

2021年，经过专家咨询和迭代过程，FIP制定了相关标准，以确保专业发展和培训计划的质量及其与FIP的使命、愿景和21项发展目标是一致的。FIP认证是对一项计划的整体质量和一致性的认可。

有兴趣进行FIP认证自我评估的各方机构可以获得申请表和所要遵循的程序细节（请发电子邮件至达利亚·巴基斯博士，dalia@fip.org），以上在FIP的课程提供者手册中均有提供[43]。

本指南中所概述的扩展和全面的知识和技能为药师提供了一个参考标准，他们可以根据这个标准来衡量自己在与CRDs相关的角色中的能力。与FIP的全球能力框架相结合，它可为CPD项目设计、实施和标准化提供参考。尽管本指南内容全面，但我们承认，这可能并不完全适用于所有的药学实践领域。因此，我们支持药师和CPD提供者将他们的课程个性化，以适应执业药师的角色和需求。

FIP一如既往是执业药师CRDs的明确支持者和倡导者。

参考文献

［1］ Forum of International Respiratory Societies. The global impact of respiratory disease. Third Edition. European Respiratory Society［Internet］. 2021.［accessed: 02 June 2022］. Availab Ie at: https://www.firsnet.org/images/publications/FIRS_Master_og202021.pdf.

［2］ VAN DER MOLEN T, VAN BOVEN J F M, MAGUIRE T, et al. Optimizing identification and management of COPD patients- reviewing the role of the community pharmacist. British journal of Clinical Pharmacology, 2017, 83（1）:192-201.［accessed: 04 June 2022］. Available at: https://dx.doi.org/10.1111/bcp.13087.

［3］ HU Y, YAO D, UNG C O L, et al. Promoting Community Pharmacy Practice for Chronic Obstructive Pulmonary Disease（COPD）Management: A Systematic Review and Logic Model. International journal of Chronic Obstructive Pulmonary Disease, 2020, 15:1863-75［accessed: 19 May 2022］. Avaliable at:https://dx.doi.org/10.2147/copd.s254477

［4］ ABDULSALI M S, UNNIKRISH NAN M K, MANU M K, et al. Impact of a Clinical Pharmacist Intervention on Medicine Costs in Patients with Chronic Obstructive Pulmonary Disease in Ind ia. PharmacoEconomics - Open, 2020, 4（2）:331-42.［accessed: 15 May 2022］. Available at: https://dx.doi.org/10.1007/s41669-019-0172-x.

［5］ 5International Pharmaceutical Federation（FIP）. Statement of Policy the role of the pharmacist in the prevention and treatment of chronic disease, approved by FIP Council, Brazil. The Hague: International Pharmaceutical Federation; 2006.［accessed: Access Available at: https://www.fip.org/file/1468.

［6］ International Pharmaceutical Federation（FIP）. Beating non-communicable diseases in the community - The contribution of pharmacists. The Hague.［Internet］. 2019.［accessed: Access Available at:https://www.fip.org/files/fip/publications/NCDs/beating-ncds-in-the-community-the-contribution-of-pharmacists.pdf.

［7］ International Pharmaceutical Federation（FIP）. The FIP Development Goals Report 2021: Setting goals for the decade ahead. The Hague: International Pharmaceutical Federation; 2022.［accessed: Access Available at: https://www.fip.org/file/5095.

［8］ International Pharmaceutical Federation — FIP. Continuing Professional Development/Continuing Education in Pharmacy: Global Report. . The Hague: International Pharmaceutical Federation; 2014.［accessed: Access Available at: https://www.fip.org/file/1407.

［9］ UNESCO-UNEVOC. Competency-based training（CBT）: 2022.［accessed: Access

Date]. Available at: https://unevoc.unesco.org/home/TVETipedia+Glossary/lang=en/filt=all/id=103

[10] UDOH A, BRUNO-TOMé A, ERNAWATI D K, et al. The development, validity and applicability to practice of pharmacy- related competency frameworks: A systematic review. Research in Social and Administrative Pharmacy, 2021, 17 (10):1697-718. [accessed: 18 May 2022]. Available at: https://dx.doi.org/10.1016/j.sapharm.2021.02.014.

[11] International Pharmaceutical Federation (FIP). FIP Global Competency Framework. The Hague: International Pharmaceutical Federation; 2020. [accessed: Access Available at: https://www.fip.org/file/5127.

[12] International Pharmaceutical Federation (FIP). Chronic respiratory diseases: A hand book for pharmacists. The Hague: International Pharmaceutical Federation; 2022. [accessed: Access Available at.

[13] ADAMS S, AMALAKUHAN B. Improving outcomes in chronic obstructive pulmonary disease: the role of the interprofessional approach. International journal of Chronic Obstructive Pulmonary Disease, 2015:1225-32. [accessed: 15 May 2022]. Available at: https://dx.doi.org/10.2147/copd.s71450.

[14] FATHI MA M, BAWA Z, MITCHELL B, et al. COPD Management in Community Pharmacy Results in Improved Inhaler Use, Immunization Rate, COPD Action Plan Ownership, COPD Knowledge, and Reductions in Exacerbation Rates. International journal of Chronic Obstructive Pulmonary Disease, 2021, 16: 519-33 [accessed: by May 2022] Available at: https://dx.doi.org/10.2147/copd.s288792.

[15] GARCIA-CARDENAS V, ARMOUR C, BENRIMOJ S I, et al. P harmacists' interventions on clinical asthma outcomes: a systematic review. European Respiratory journal, 2016, 47 (4):1134-43 [accessed: 19 May 2022]. Available at: https://dx.doi.org/10.1183/13993003.01497-2015

[16] Global Initiative for Asthma. Global Strategy for asthma management and prevention, 2022. [accessed: 01 September 2022]. Available at: http://www.ginasthma.org/.

[17] Global Initiative for Chronic Obstructive Lung Disease. Global Strategy for the Diagnosis, Management, and Prevention of Chronic 0 bstructive Pulmonary Disease, 2020. [accessed: 01 September 2022]. Available at: https://goldcopd.org/wp-content/uploads/2019/12/GOLD-2020-FINAL-ver1.2-03Dec19_WMV.pdf.

[18] HALLIT S, ZEIDAN R K, SAADE S, et al. Knowledge, Attitude and Practice of Lebanese Community Pharmacists toward Chronic 0bstructive Pulmonary Disease. Journal

of Epidemiology and Global Health, 2020, 10（1）:86.［accessed:19 May 2022］. AVailable at:https://dx.doi.org/10.2991/jegh.k.191215.004.

［19］HUDD T R. Emerging role of pharmacists in managing patients with chronic obstructive pulmonary disease. American journal of Health-System Pharmacy, 2020, 7719:1625-30.［accessed: 19 May 2022］. Available at: https://dx.doi.org/10.1093/ajhp/zxaa216.

［20］KHALTAEV N. GARD, a new way to battle with chronic respiratori diseases, from disease oriented programmes to global partnership. Journal of Thoracic Disease, 2017, 9（11）:4676-89.［accessed: 21 May 2022］. Available at:https://dx.doi.org/10.21037/jtd.2017.11.91.

［21］LI L-C, HAN Y-Y, ZHANG Z-H, et al. Chronic Obstructive Pulmonary Disease Treatment and Pharmacist-Led Medication Management. Drug Design, Development and Therapy, 2021, 15:111-124.［accessed:20 May 2022］Available at: https://dx.doi.org/10.2147/dddt.s286315.

［22］MILES C, ARDEN-CLOSE E, THOMAS M, et al. Barriers and facilitators of effective self-management in asthma: systematic review and thematic synthesis of patient and healthcare professional views. npj Primary Care Respiratory Medicine, 2017, 27（1）.［accessed:20 May 2022］. Available at: https://dx.doi.org/10.1038/s41533-017-0056-4.

［23］PETITE S, HESS M, WACHTEL H. The Role of the Pharmacist in Inhaler Selection and Education in Chronic Obstructive Pulmonary Disease. The journal of Pharmacy Technology, 2020, 37（2）:95-106.［accessed: 26 July 2022］Available at: https://www.ncbi.nlm.nih.gov/pmc/articles/PMC7953076/.

［24］PETRASKO K L. A Role for Pharmacists in Respiratory Education. Canadian Pharmacists Journal, 2012, 145（2）:64-65.［accessed: 26 July 2022］. Availab Ie at: https://dx.doi.org/10.3821/145.2.cpj64.

［25］Royal Pharmaceutical Society. Professional knowledge guide. Publisher［Internet］. 2018.［Accessed: Access Available at: https://www.rpharms.com/LinkClick.aspx?fileticket=Cic DJnpBtEg%3D&portalid=0.

［26］World Health Organization（WHO）. Global Action Plan for the Prevention and Control of Noncommunicable DiseaseS 2013-2020. Geneva: WHO, 2013.［accessed: 01 September 2022］. Available at: https://apps.who.int/iris/rest/bitstreams/442296/retrieve.

［27］GlaxoSmithKline Group of Companies. Asthma Control Test: 2021.［accessed: 01 September 2022］. Available at: https://www.asthmacontroltest.com/.

［28］Measurement of Health-Related Quality of Life & Asthma Control. Asthma Control

Questionnaire（ACQ）：2022. updated［accessed: 01 September 2022］. Available at: http://www.qoltech.co.uk/acq.html. Ryan D, Murphy A, Stallberg B et al.'SIMPLES'：a structured primary care approach to adults with difficult asthma. Primary Care Respiratory journal. 2013;22（3）：365-73［accessed: 26 July 2022］. Available at:https://dx.doi. org/10.4104/pcrj.2013.00075.

［29］The International Primary Care Respiratory Group（IPCRG）. Desktop Helper No. 2 - Difficult to manage asthma: 2012.［accessed: 01 September 2022］. Available at: https:// www.ipcrg.org/desktophelpers/desktop-helper-no-2-difficult-to-manage-asthma.

［30］CHAN A, DE SIMONI A, WILEMAN V, et al. Digital interventions to improve adherence to maintenance medication in asthma. Cochrane Database of Systematic Reviews, 2022. ［accessed: 26 July 2022］. Available at: https://www.ed.ac.uk/usher/aukcar/news/news-stories/2022/asthma-attacks-cut-by-half-digital-tools?utm_source=social&utm_medium=twitter+and+linkedin&utm_campaign=Digital+asthma+tools+-+cochrane+review.

［31］The International Primary Care Respiratory Group（IPCRG）. Making the case for personalised care for adults with asthma. Edinburgh. 2018.［accessed: 01 September 2022］. Available at: https://www.ipcrg.org/pp5.

［32］CORREIA-DE-SOUSA J, VICENTE C, BRITO D, et al. Managing asthma in primary healthcare. Minerva Medica, 2021, 112（5）2021.［accessed: 29 June 2022］. Available at: https://dx.doi.org/10.23736/s0026-4806.21.07277-3.

［33］UK Research and Innovation（UKRI）. MRC Dyspnoea Scale: 2022.［accessed: 01 September 2022］. Available at: https://www.ukri.org/councils/mrc/facilities-and-resources/find-an-mrc-facility-or-resource/mrc-dyspnoea-scale/.

［34］VAN DER MOLEN T. Clinical COPD Questionnaire The Netherlands: 2022.［accessed: 01 September 2022］. Available at:https://ccq.nl/.

［35］GlaxoS mithKline Group of Companies. The COPD Assessment Test（CAT）：2018. updated［accessed: 01 September 2022］. Available at: https://www.catestonline.org/hcp-homepage.html.

［36］The International Primary Care Respiratory Group（IPCRG）. Breath Well, Move More, Live Better: How to use breathing exercises and activity to manage your COPD. COPD Magazine. 2022.

［37］ALLAYLA T H, NOURI A I, HASSALI M A. Pharmacist Role in Global Health: A Review of Literature. Malaysian journal of Pharmaceutical Sciences, 2018, 16 （1）：45-54［accessed: 09 June 2022］. Available at:https://dx.doi.org/10.21315/ mjps2018.16.1.4.

［38］ALOTAIBI H S, SHIVANANDAPPA T B, NAGARETHINAM S. Contribution of community pharmacists in educating the asthma patients. Saudi Pharmaceutical journal, 2016, 24（6）:685-8.［accessed: 15 May 2022］. Available at: https://dx.doi.org/10.1016/j.jsps.2015.06.002.

［39］BRIDGEMAN M B, WILKEN L A. Essential Role of Pharmacists in Asthma Care and Management. Journal of Pharmacy Practice, 2021, 34（1）:149-62.［accessed: 26 July 2022］. Available at: https://dx.doi.org/10.1177/0897190020927274.

［40］DEEKS L, KOSARI S, BOOM K, et al. The Role of Pharmacists in General Practice in Asthma Management: A Pilot Study. Pharmacy, 2018, 6（114）.［accessed: 17 May 2022］. Available at: https://dx.doi.org/10.3390/pharmacy6040114.

［41］Global Asthma Network. The Global Asthma Report 2018. Auckland, New Zealand, 2018.［accessed: 01 September 2022］. Available at: http://globalasthmareport.org/.

［42］International Pharmaceutical, Federation（FIP）. The FIP handbook for providers of programmes – supporting the FIP platform for provision through partnershi ps –advancing pharmacy worldwide. The Hague: International Pharmaceutical Federation, 2021.［accessed: 01 September 2022］. Available at: https://www.fip.org/file/5109.

［43］NASH R, THOMPSON W, STUPANS I, et al. CPD Aligned to Competency Standards to Support Quality Practice. Pharmacy, 2017, 5（12）.［accessed: 09 June 2022］. Available at: https://dx.doi.org/10.3390/pharmacy5010012.

［44］WILLIAMS S, TSILIGIANNI I. COVID-19 poses novel challenges for global primary care. npj Primary Care Respiratory Medicine, 2020, 30（1）.［accessed: 27 July 2022］. Available at: https://dx.doi.org/10.1038/s41533-020-0187-x.